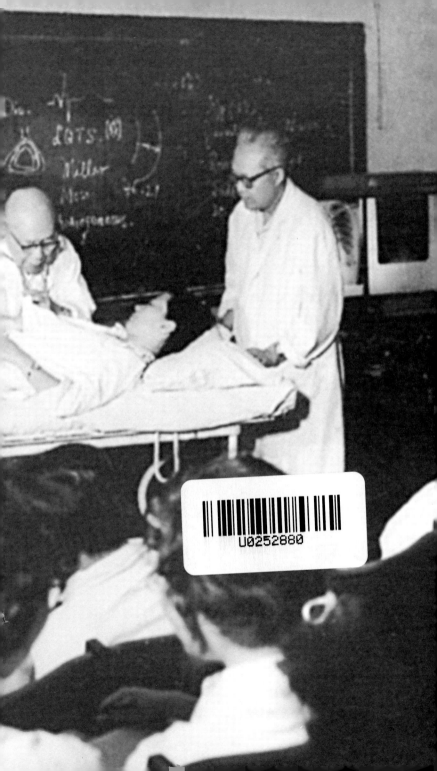

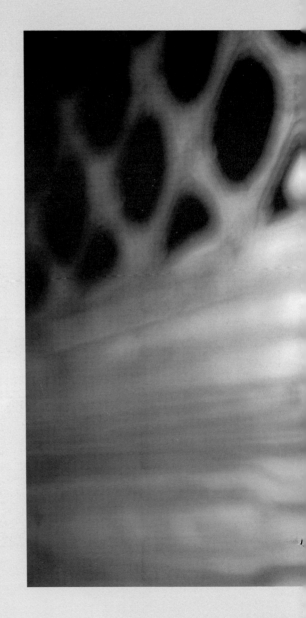

协和老图书馆的大门

摄 影 北京协和医院 寇 建

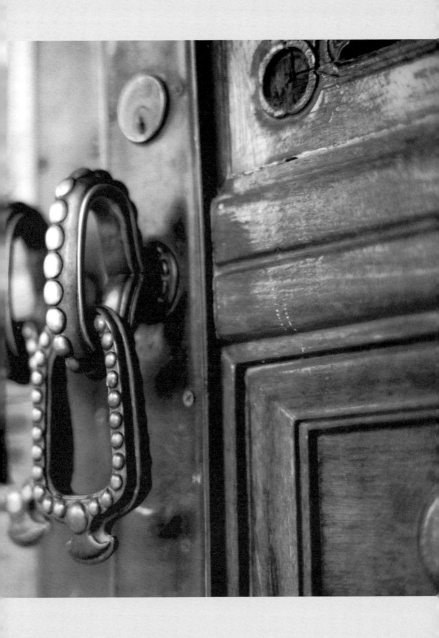

凌晨，
一个病人呼吸心跳骤停，
值班的住院总医师
匆匆向病房跑去，
随行的实习同学用手机
记录下了这一场景。

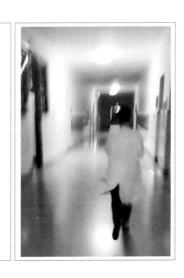

摄影 张 晴 张心瑜

医生你好

协和八的温暖医学故事

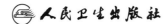
人民卫生出版社

主　审

潘　慧　段文利

编　著

协和八

医学顾问

邵　池

执行主编

陆逸云　张　硕　徐宵寒　何　牧

周　末　张　晴

编委（拼音排序）

陈美婷　陈茹萱　费凯伦　古兆琦

刘　洋　刘紫薇　潘周娴　王　健

王文达　温　妮　吴　遐　徐佳晨

徐　源　杨　乔　张心瑜　张志宇

摄　影

寇　建　张　晴　张心瑜　刘　硕

自得麒乐　武　博　张　华　史　也

邓　钊　宁昱琛　吕　玮　董俊秀

播　音

潘周娴　殷子然　李博然　邵禹铭

吴　遐

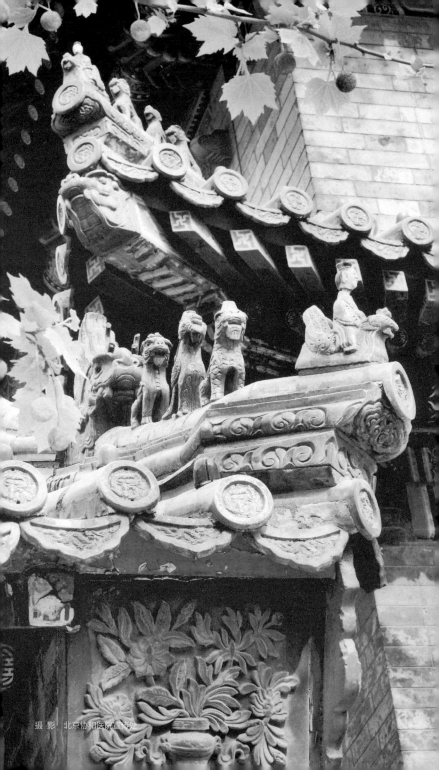

序

拿破仑说过："世界上有两种力量，一种是剑，一种是思想。"医学是一门不确定的科学，也是一门不完美的艺术。用剑拯救患者的生命，用思想抚慰患者的心灵，这是医护工作者需要拥有的两种力量。

翻开协和近百年历史，张孝骞、林巧稚、曾宪九、黄家驷，一个个闪亮的名字，伴随着一段段激情澎湃而又沁人心脾的故事，共同演绎了医者的传奇。那种医治病患时"如临深渊、如履薄冰"的严谨态度，那种即使见多了病痛、生死，仍将每一个生命视若珍宝的大爱仁心，那种"做一辈子值班医生"的忘我投入，在今天多元文化价值观充斥的社会里，犹如一道清流，浸润着时代的人心，带动着整个医疗环境的向好。

两年多前，协和医学院的几位八年制医学生创办了"协和八"微信公众号，通过这个平台推送了一大批优秀的文章，文笔生动，角度新颖，情感丰富，思想深邃，既有医护人员、医学生对疾病诊治的真知灼见，又有他们对医患关系的审慎思考，字里行间流露出的医者情怀跃然屏上。阅读他们的文章，见字如面，仿佛在与这些青年学子们、年轻的同事们谈心，进行思想的交流和情感的碰撞。

两年多来，我欣喜地看到，伴随着"协和八"的成长，小编们也从医学生、护理学生的身份转变为青年医生、护士，有的还成为协和医院临床医学博士后。今天，他们非常用心地将"协和八"微信公众号上推送过的热门文章以及新秀作者们的"走心之作"汇集成册，起名为《医生你好：协和八的温暖医学故事》。所收录文章既有思想性，又有可读性，确为不可多得，难能可贵，值得静下心来仔细品读。透过文章，我们仿佛看到老一辈协和人的精神在新一代协和人血液中流淌，今天的协和青年努力践行着前辈的医学理想，恪守着医道尊严，以"有温度的医学"赢得患者的普遍信任与社会各界的赞扬。

今年是北京协和医院建院96周年。协和这座庭院里曾经诞生的那一位位医学大师，已经化成了那块金光闪闪的牌匾，而我们，是这牌匾的守护者；当前中国医疗卫生事业改革已经进入了攻坚阶段，而我们，将肩负期望砥砺前行。很高兴《医生你好：协和八的温暖医学故事》在协和建院96周年之际正式出版。衷心祝愿"协和八"办得越来越好，期待小编们今后出版更多的优秀作品，讲好当代协和的医学故事，让公众了解仁心仁术的医学精神。

北京协和医院院长、中国科学院院士

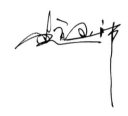

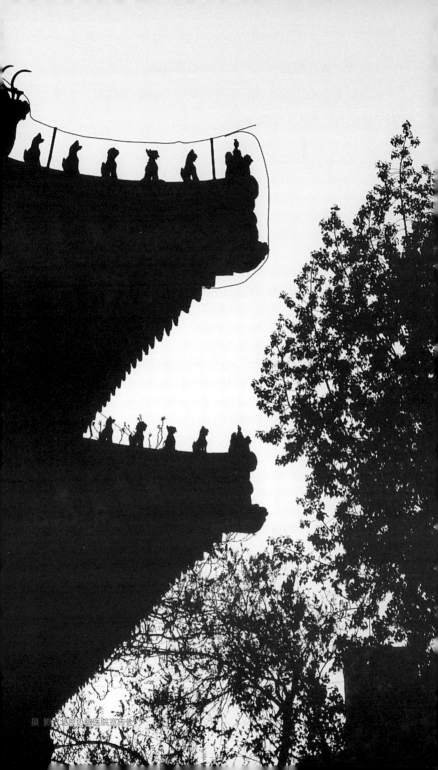

前　言

　　我们的第一本书《从医开始：协和八的奇妙临床笔记》是一本面向医学生的医学笔记，出版以来颇受好评，但也常有关心我们的读者问："你们的人文文章也很不错，为什么不放进这本书里呢？"经过近两年的努力，我们的第二本书《医生你好：协和八的温暖医学故事》终于与你见面，我们充满了忐忑和期待，期待你能喜欢这里的医学故事。

　　实际上，出版一本面向大众的、优秀的医学人文读物的难度，并不亚于出版一本好的医学笔记。我们常常在想，一本优秀的医学人文读物应该是怎样的呢？是打着"爆料"、"揭秘"医疗圈的旗号刻画强烈的医患对立，还是讲述"医生不会告诉你"的养生知识？我们觉得都不是。我们觉得最重要的，是描述医学的真实样子。

　　众所周知的是，医学由自然科学与人文科学交织而成。但遗憾的是，多数公众并不能看到医疗运行的真实轨迹。公众所见到的，是门诊里排得很长的队伍与大夫的三言两语，是病房里冰冷的仪器与大夫们匆忙的脚步，谈话单上一行行难以理解的术语遮盖了内心的疑虑，急诊抢救室亮着红灯的大门阻隔了家属们的无助。另一方面，媒体的报道呈现强烈的两极分化，一面用传统的语调歌颂呕心沥血任劳任怨的医圣，一面不加查证就对医德医风胡乱指责和猜疑。无论是现实经历还是媒体报道，都让公众对医学形成了并不真实的刻板印象，加重了患者对医疗行为的疑虑，撕裂着本就脆弱的医患关系。

因此，向公众展现医护人员对疾病的真实认识、对医患关系的真实思考，无疑是重要的。正如这本书封面展现的那样，在公众看似神秘、显得冰冷的医学世界之下，有着它的运行轨迹，这条轨迹就是不断进步的医学科学和高悬于心的道德准则。我们试图通过文字，让你触摸到这条轨迹，让你感受到这条轨迹的力量与温度，从而对医疗行业有着更客观的理解和更理性的思考。

这本书由六个栏目组成。"凌晨四点"描绘了医生的值班故事；"心术"刻画了当前的医患关系；"都是天使惹得祸"将目光投向了护士；"历史的蛛丝马迹"生动展现了医学史；"白色剧场"收录了几篇立意新颖的小说；"向死而生"对生存和死亡进行了深刻审视。书中的文章是从二百多篇文章中精选而来，多由北京协和医院的医生创作，部分在"协和八"微信公众号上推送过，部分是为本书单独而作。

在这本书里，你将看到一个个临床故事，有些可能再未发生过，有些可能在每日上演着。对同样的故事，不同的医生也许有着不同的思考：有的人是坚定的技术崇拜者，他们不排斥沟通，但将更多的目光投注于医疗行为本身；有的人像孤独的英雄，怀揣着医学世界的梦想，却不得不在繁杂碎影交织成的密网下，沉郁地探寻闪现的光芒；有的人还只是医学生，是医学大厦底层的探索者，却有着自己的关注和思考。这些文字汇聚在一起，构成了珍贵的真实。我们期盼你能从我们的精心汇编中能感受到一些什么——尽管这样的力量微不足道，但我们坚信这对医患关系的改善是有益的，哪怕只是灰暗世界的小小的一缕光。

本书是"协和八"的第二本书，与第一本书相比，少了一些青涩与生疏，多了一些积淀与思考。在本书的出版过程中，多位老师和朋友给予了很多帮助，我们深为感谢。我们期盼还能出版第三本、第四本、第五本书，让医学和传播的理想、让友谊和奋斗的故事，继续讲述下去。

徐源代笔

协和八小编

2017年8月

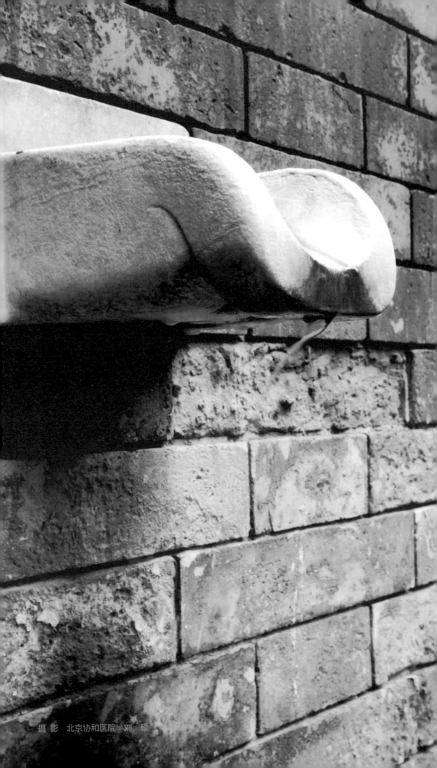

目 录

01 卷 首

从医开始，到现在 ·························003

02 凌晨四点

我们，都在 ·························011

在星空下 ·························017

除夕我值过的班 ·························033

太阳照常升起 ·························039

03 心 术

等你懂得 ·························053

此刻春风正合宜 ·························059

何处是归程 ·························067

第一张处方 ·························077

🔊 抽血拉锯战 ·············· 083

寻找医院的温度 ·············· 091

04 **都是天使惹的祸**

有一天我们谈起护士无关美丽和善良 ······· 099

飞鸟 ·············· 105

🔊 "我还能活多久？" ·············· 111

老姜的旅行 ·············· 121

05 **白色剧场**

心脏手术 ·············· 129

皮炎日记 ·············· 135

现在我是你的病人啦 ·············· 141

深夜的两小时 ·············· 145

往事并不随风

——有感于中国第一个诺贝尔生理学或

医学奖 ·············· 163

06 **向死而生**

🔊 道别 ·············· 175

I SEE YOU ·············· 181

缓和医疗：从对峙到和解 ·············· 187

07 **历史的蛛丝马迹**

诗人、医生、暴风雨夜和吸血鬼 ·············197

解剖课

——医学发展背面的金钱交易、

犯罪和道德沦丧 ·············207

莫扎特死因之谜 ·············219

医生们练习心肺复苏的假人是谁 ·············233

医学的"专业"和"高贵"

——当"外来客"入侵时 ·············237

08 **文 末**

上班的路 ·············243

09 **跋**

心路·心声

——"协和八"全体小编的访谈录 ·············255

摄 影　杨艳莉

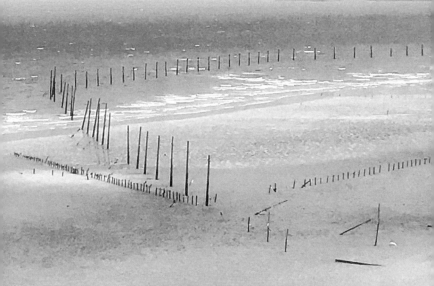

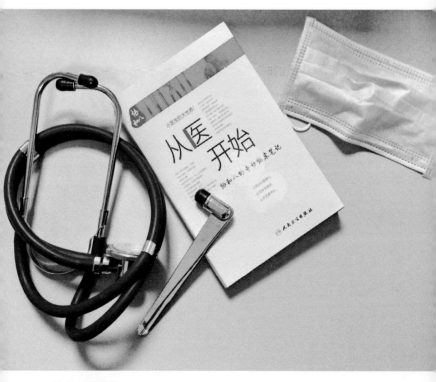

摄 影　自得麒乐

从医开始，到现在

陈罡

从医开始到现在，有那么几个瞬间，我隐约察觉到自己的变化。

刚从医学院毕业的时候，我迈进了全国顶尖的医院，当时的自己年轻气盛，心比天高，仿佛世事洞明，了然于胸，梦想有朝一日，自己成为医界的盖世高手。

而盖世高手，是不允许自己有闪失的，更不能让死神把患者从眼皮子底下带走。

但短短不到两个月，现实便给了我狠狠一记耳光。

一位叫S的女孩，正值花季得了红斑狼疮，并发严重肺动脉高压，她的心肺功能极差，走不了几步路就会憋得满脸发青。S出身农村，家人敦厚老实，收治这个女孩后我一门心思地查找文献，希望找到便宜有效的治疗手段，病房教授更是研究这个疾病的专家，经过数次的专业组查房和治疗方案调整，S的病情逐步得到控制。

就在S出院的前一日，我值夜班，当我正在准备女孩的出院证明时，护士冲进了办公室："S在病床边上突然倒地，猝死！"

我脑中一片空白。一开始的胸外按压也总觉得力不从心，好在短短两分钟不到总住院就赶了过来，有条不紊地组织起抢救：胸外按压、肾上腺素、气管插管……但时间一分一秒地逝去，死神带着S的心跳和体温，头也不回地走了，我感受到按压的双手下逐渐冰冷的身体，数十分钟过后，心电监护上仍然是一条绝望的直线。

总住院宣布死亡时，我逃兵般地躲进办公室里，当我将出院证明书换成死亡证明时，意外地发现第二天便是S的生日，一时间，我分不清是汗水还是泪水，模糊了眼睛。

此后好长一段时间，我无数次地设想：假如我第一时间就能镇静地开始抢救，假如我胸外按压时再使把劲，假如再多用一支肾上腺素，能不能让S活过来？多年以后，我不经意看到香港中文大学的一首诗《你还在我身边》时，情不自禁地写下：

　　　　肾上腺素从注射器涌回安瓿，
　　　　监护上的直线舞动起来，聚成心的音符。
　　　　太阳从西方升起，落向东方，
　　　　气囊松开我抹去病危通知书，
　　　　忘掉十次查房半月文献。

护士台传来娇怯的报到声，

你盯着我的胸牌看了好久，

我微笑地说声：

"嗨！我是你的管床医生。"

经历这件事，我清醒地认识到：年轻的时候，太容易把激情错以为能力，要想成为更好的自己，唯有更加努力。

几年以后，我成为一名总住院，几经抢救和重症的历练，心境已大不同前，虽踌躇满志，却也懂得天高地厚。此时的我，遇到了W。

W是位漂亮的孕妇，上天在赐予她一个孩子的时候，恶作剧般地让她同时被查出晚期肿瘤。

通常，医生的建议会是将孩子引产，然后化疗，以争取更长的生存时间。毕竟怀孕的时候没法进行任何针对肿瘤的治疗，而且，孩子的出生和母亲的死亡不知哪个会更快。

W的选择是把孩子生下来，她坦然、淡定、坚决。她预想到孩子的出生和自己的逝去，她悄然在日记本上写满了对孩子18岁前每一次生日的祝福。

我和W见面不多，但每次见面我都感受到某种澎湃而出的力量，周遭的世界由此而发生着改变，数年的行医，我早已意识到医学不是万能，但不曾想过，在人类情感面前，医学会变得如此渺小。

经历这件事，我清楚地感受到医学的局限性和行医者的边界。

再后来，我成为一名主治医师时，感受过救人如战场，经历过绝处逢生，见证过生生死死。此时的我，遇到了T。

T是一名刚上大学的女生，不明原因发热，辗转多家医院，最终诊断为慢性活动性EB病毒感染。这是一种近乎绝望的疾病，没有什么治疗方法是确定有效的，零星的文献指出，极少数患者在骨髓移植后有好转。遗憾的是，T同时患有先天性心脏病，心功能极差，想要尝试骨髓移植，先要经历一次心脏手术。

换句话说，T的病在医学上无解，而要想尝试一种未必奏效的治疗，还要经历一道坎。

T爱读诗，这是一些女生刚迈进大学时的共同兴趣。她的床头，摆着一本诗集，我好奇地随手翻开，看到海子那首有名的诗：

> 从明天起，做一个幸福的人
>
> 喂马，劈柴，周游世界
>
> 从明天起，关心粮食和蔬菜
>
> 我有一所房子，面朝大海，春暖花开
>
> ……

在我眼中，这首看似温情的诗带着不祥，海子在完成它后两个月就自杀了，有一段时间，我甚至认为海子诗中的"房子"实指生命的终点。

手术前，T的父亲、母亲还有她班上的几个好朋友围在她的床旁，微笑着和她轻声细语。

T告诉我，凡人皆有一死（Valar Morghulis）。生活中最美好的时刻并不是拥有一切，而是自己所拥有的一切，而这些恰巧都在身边。

或许就为了守护这份拥有，医生们都会坚决地对挡在T面前的死神说："NOT TODAY！"

此刻的我也清晰地感受到，医学上有些事，明知道可能无能为力，但仍值得拼命努力一把。

从医开始到现在，变化的是心境，不变的还是心境。

02　凌晨四点

你的工作也许也有值班。凌晨四点，你看不到科比的洛杉矶，却能透过窗户和层层夜幕，审视自己工作和生活的意义。

医务人员对值班也许有着更为复杂的情感：或许是第一个夜班前的如临大敌和如临深渊，紧紧跟随在"老大"[1]身后的紧张、兴奋和不安；或许是第一次被护士姐姐喊起来抢救的静谧清晨，几分钟的心肺复苏后酸痛不已的肌肉记忆；或许是独立值班时，诚心诚意地向夜班之神祈祷；或许是手起针落，干脆利索地抽完血后一抬头邂逅的磅礴日出；或许是历尽千帆后，回望夜晚宁静的病房，嘴角挂起的平静的笑容……

值班的夜很长，正如星空下的故事很多。

1　见实习大夫对上级大夫的昵称

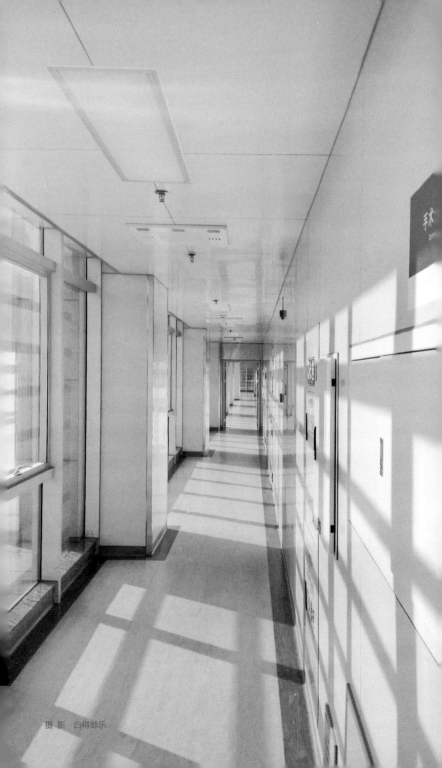

摄 影　自得麒乐

我们，都在

自得麒乐

"我当年选学医的时候，根本没想过还有值班这件事。"

没有经历过的人不会理解这句话里的幽怨。那是我实习第二年，带我的老大刚毕业。我满脑子盘算着我的春节小长假出行计划，以及怎么在三天里火车汽车辗转三个地方再赶回来。

直到时间逼近春节，我才第一次意识到值班意味着什么。

如果家在外地，大年初二值个班，这个春节你是回家还是不回家？这个春节你算是团圆还是不团圆？

这种时候没有人敢"排"班，所以只能抽签。

所幸抽到假期的前一天，带着行李箱在病房值完班，第二天提着行李箱从病房奔到机场。

同宿舍一兄弟就抽中头彩，大年三十值班。我安慰说大年三十值班多好，肯定没啥事。

"没事个啥！"假期结束他一见到我就跟我吐槽。

"一早上去，拔了七个尿管，拆了五个线，然后一进办公室，哎呀，十多个患者家属等着办出院，你都已经焦头烂额了，一大群家属还冲你急，说'大夫你可得给我早点办完啊，还得赶回家去过年呢！'这一大群人终于陆陆续续送走了，十几个病人还躺那儿等你换药呢。你换着药呢，病人乐呵呵地看春晚——嘿，大爷，您先忍忍，憋着待会儿再笑行不？你这么笑我这剪刀都不敢下啊……但这都还不是最悲剧的，最悲剧的是你第二天下班，哪有人摆什么卖早餐的摊子？所有的店都关着门，你一个人饥肠辘辘走在空无一人的东单北大街上，如同劫后余生。对，'节'后余生！"

我以为这就算极致了，后来才知道还是太年轻。

PUMCH [1] 的运行模式和大多数中国医院都不一样，所以我在PUMCH期间，根本就没想到还有急诊这样的事。直到我到外地工作，我所在的医院与中国大多数医院一样，值班病房是还要收治急诊患者的。

2013年的大年初一，我值班。一看搭档的名字，心里不由"咯噔"一下：被"夜班之神"诅咒的人。

医院里总有一些奇怪的"迷信"，比如"夜班之神"的诅咒。

这些被诅咒的人总有平地起波澜的能力：看似平稳的病人，毫无征兆地就不行了；百年难遇的，他能让你开眼了……

---

1 北京协和医院（Peking Union Medical College Hospital）

但我还期待着"万一",毕竟在中国,有两句话可以缓和很多矛盾。一句叫"来都来了",一句叫"大过年的"。

但是反过来看,大过年来急诊的,多数都是捱到实在撑不下去的,没一个好摆平的。

于是,加上一个被"夜班之神"诅咒的人,我们开挂一样地八连击,把病房收满了,一堆病人抢救,三台急诊手术,主任半夜都被叫过来给一个车祸骨折外伤的患者接血管,几个人的第一次通宵刷夜都献给了这一年的新春。

终于到下班的时候,师兄问我,后不后悔选咱们科。

我说,那时候哪里想得到咱们科有这么多急诊!

2015年正好轮转急诊。

临近春节的急诊,少不了各种团年酒生出来的事。暴饮暴食之后引起酒精过量、胆囊炎、胰腺炎、消化不良腹胀肠梗阻、肠道过度刺激腹泻以及酒后打架斗殴外伤,大手笔地改写了急诊就诊疾病谱。120出诊的一大任务,也变成了从医院附近立交桥的绿化带、公交车站等地,"捡"回来一个个被热心群众帮忙打120发现的醉酒的人,接诊的医生和护士往往有充分经验地准备好"防护"措施,防止被吐一身。

而随着春节的脚步越来越近,该喝的酒已经喝得差不多了,能回家的都陆陆续续回家了,急诊也慢慢安静下来了。

腊月二十九,我上夜班。

难得有个急诊,我可以躲在后面烤烤电热暖炉。

这时候值班室电话响起来,说来了一个腹痛待查的病人。

诊室里有些湿冷，50多岁的女病人和一个小女孩在诊室等着我，我打开诊室的烤炉，开始了解病情。

病人外地口音，说是在河南工作，因为在重庆读的大学，今年恰好是毕业三十年，订好春节在重庆聚会，所以这个春节，就带着自己的侄女到重庆来玩。结果不知道是水土不服还是其他别的原因，这刚来第二天就进了医院。

因为疼痛的影响，患者多数时间都蜷在诊室的凳子上。进一步的检查需要患者交费，而唯一在身边的就是这个在读三年级的小女孩。

反正病人少也没啥事，我让患者把钱给小女孩，我带着小女孩去收费处交费，借轮椅，推着病人做完所有检查，带着小女孩取报告。

最后诊断是阑尾炎。

说明病情之后，病人想先保守治疗看看，我于是把病人和小女孩交给了留察室的兄弟。半夜留察室打电话来，说患者病情缓解不明显，想住院手术了。

又去见了病人，再次查体和沟通，病人决定手术。

带着小女孩去办住院手续，然后让护工阿姨把病人送去住院部。

后半夜，竟平安无事。

大年初六，又是夜班。

随着春节假期临近结束，第二波各种团年酒"继发"的病人成为了这段时间的主角，患者又开始多起来了。

病人多的时候，唯一能顾上看时间的点就是填一些需要填精确时间的病历文书。等终于闲下来的时候，才发现手机里躺着一条等了很久的未读短信：

"您好，非常曲折才要到您的手机号。我是前几天河南那个病人，我已经接受了手术，目前已经康复出院，今日回河南了。非常感谢那天您所做的一切，您让新春佳节独在异乡受着病痛折磨的我，感受到了特别的温暖。祝您新年快乐，工作顺利！"

读这条短信的时候，我站在急诊门口。我前面是已经入梦的城，后面是仍然灯火通明的住院部大楼。

远方又一辆救护车闪烁着蓝红相间的灯光而来。

我知道还有很多同道，此刻和我一样，仍然忙碌在自己的岗位上。

他们给了我一份力量，因为从来我都不是一个人在战斗，有一群人，时刻准备着。

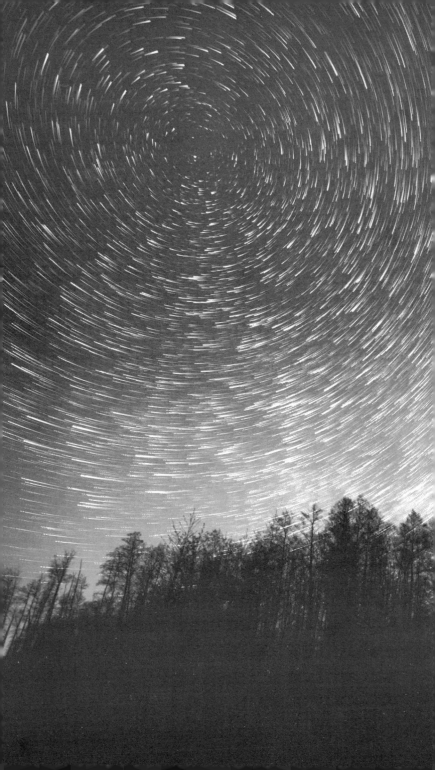

在星空下

夏鹏

抢 救 室

在我过去的印象里，北京协和医院的急诊科抢救室很长时间以来都是一个神秘的地方。几年前见习、实习的时候，跟着上级大夫去抢救室会诊。那时抢救室还在住院楼（现内科楼）的一层北端，笨重的伸缩门背后的狭小空间内摆放着十来张抢救床位，上面的病人看上去都奄奄一息，室内的大夫护士说话声音高八度，气氛严肃而紧张。抢救室门口总是挤满了焦虑而悲戚的家属，随着抢救室内亲人的病情变化而号啕大哭抑或欣然落泪。

2013年以后抢救室已经搬入了新的急诊楼，有了21张正式的床位，地方宽敞了不少，设备也焕然一新，但是随之而来的则是爆棚的病人数量，不变的则是门口那些焦虑和希望共存的家属。过去三年里，我在急诊流水待了快半年。在每一个被病人淹没的班上，抢救室成了我的最后支柱，收纳了在急诊流水无法安全处理的各式不稳定的病人。

2015年12月底，作为内科总住院医师上岗前的最后一站，我来到抢救室。在过去的一个月时间里，我非常荣幸地和最坚韧、能干的医护团队共同协作，在急诊领导的带领下，战斗在抢救危重病人的第一线。在这里，我们无数次和死神角力，跟时间赛跑，试图"扼住命运的咽喉"；无数次和焦虑、恐惧甚至是戒备的家属交谈。不论成功与失败，为了争取哪怕一线希望，我们已用尽全力。

现在，我即将结束抢救室的轮转，回想每一次惊心动魄的抢救、每一个活生生的病人、每一个彻夜不眠的夜晚，仍然难免会心情激荡。我要感谢领导、同事和护士们对我的包容和支持，我想我会怀念这里的。

最可爱的人

抢救室内有四套人马，医护均是"死搭"，重复着排班表上的循环。

主班和一副是评估病人判断病情做出一线治疗决策的人，主要处理医嘱、追踪化验检查结果、联系会诊、告知病情、指挥Coding[1]等。主班均由第三年以上的急诊大夫担任，其他的副

---

1 Coding，复苏

班则按床位负责收治病人，做一些更为具体的工作，记录病历签字转运病人等。

护士只有四个人，一样也有所谓"一岗"，协助大夫统筹安排护理的工作。抢救室的护士是很辛苦的，病人什么时候来、来的时候有多重完全无法预期，对于采血和静脉通路的建立都要求快而准。病人的病情总是在变化，我们的医嘱也不断调整，护士的工作量随之翻倍。

我的主班是个年轻的"90后"，比我高一点胖一点的北京孩子，第三年的急诊基地住院大夫。在我们搭班配合的每一个班上，他都表现出了稳定而高效的工作状态，经常有些事想得比我还快，联系会诊谈话什么的也极具耐心，多线程操作的能力很强。其他的副班也都很给力，执行力极强，不辞辛劳地转运病人、敲印病历，任劳任怨。

和我们搭班的护士们可能是我见过最为吃苦耐劳、坚忍不拔的护理团队之一，医嘱的执行度高，业务能力过硬，给呼吸心跳都没有的病人穿刺静脉瞬间完成，配泵[1]的速度超过我的想象，经常是我深静脉刚一缝完，血管活性药就泵上了。我们每次给病人复苏[2]的时候，一岗的护士都头脑清晰地记录着每一个给药的细节，我们复苏完病人，她们的护理记录也写完了，还会不断提醒我们上一支肾上腺素给了几分钟了、现在复

1　指按照医生处方配制静脉持续泵入药物
2　心肺复苏

苏了多长时间了。一个男护士老婆进产房那天正值夜班，依然稳定而高质量地完成了工作。所有的护士们从来不会为了某个临时变动的医嘱和化验跟我们急，一切都以临床为第一原则。

领导和二线们也经常身先士卒，尤其是病人又重又多、复苏一个连一个的时候，领导们和二线们默默地卷了袖子戴上手套就和我们一起投入工作了，简直是抢救室的定海神针。

能做到这一切，我想不是训练有素这几个字就能概括的。藏在背后的，藏在每一个医护人员心里的，一定是对这份工作的热爱和感情，是对病患的关心和爱护，是不抛弃不放弃的决心，是追求杰出和卓越的职业精神。

在抢救室这个没有硝烟的战场上，他们就是"最可爱的人"。

史 上 最 忙

工作到第四年，我的"烂命"的名声可以说已经传遍大街小巷了，经常有人拿这个和我开玩笑，一开始我还辩解两句，现在我早已是破罐破摔了。在抢救室的头两三套班也还算风平浪静，就算进的病人多一点，也尚在能接受的范围内。抢救室的父老乡亲显然是见过世面的，不仅没有调笑我，甚至开始有人表示："夏老师的班也不过如此嘛。"

这一切，在新年之后的第一个班被完全改写。

1月4日是我们白班，接班的时候看着已经开始加床的抢救室就觉得气氛不对。结果班都还没交接完就开始进病人了。

第一个病人是个老年女性，近一两个月出现重症肌无力样的表现来看神经科的，结果在外面因为突发低氧晕厥进来了。我只好中断接班去处理这个病人，扣上储氧面罩后氧合[1]逐渐恢复，其余生命体征也还算平稳，就是人还略有些嗜睡，我们赶紧送检了全套化验，和家属签抢救什么的。

说话间第二个病人就来了，一个之前因为肾后性梗阻导致uro-sepsis[2]、肾衰竭，并发心肌梗死心力衰竭的病人突然呼吸心跳骤停了，从留观病房一路按压着进了抢救室，我只好安排了一个副班老师盯着第一个病人，然后赶紧赶过去参与复苏。

没过5分钟，盯着低氧病人的副班老师冲了过来跟我说："夏老师，那个病人氧不行，得插管。"我只好拎着插管箱呼叫护士推着抢救车就冲了回去。我一看，呼吸动度极弱，人也叫不醒，氧合哗哗地往下掉。我赶紧给扣上面罩通气，然后就在这个当口病人心跳停了。得，扑上去按压，给肾上腺素，好在通气好了之后循环恢复了。但是当我挑起喉镜一看，乖乖全是血，啥也看不清。这对于我这样的气道新手来说显然十分困难，闻讯赶来的领导出手帮忙插了管上了机，之后这个病人终于稳定一些。再去看之前那个复苏的病人，按压了超过半小时没有丝毫循环恢复的迹象，家里人已经放弃了进一步的抢救。

1　指氧饱和度，反映患者缺氧程度的指标
2　尿脓毒血症，一种急重症

送走了悲痛的家属，又迎来送往了几个急诊手术的、ACS[1] 的病人和两个急救车送来时已经没有生命迹象的病人，已经到了中午，我和主班终于能喘口气了。主班说，希望下午别再这么疯狂了。我心想，坏了，和我搭班说这种话属于禁忌。

下午两点，进了一个感染性休克的病人，基础合并MDS[2]，血小板很低。我带着第二年住院大夫穿股静脉[3]，由于血管位置不好，加上病人意识欠清不停乱动，这一个中心静脉搞得我满头汗，弄了快一个钟头才搞定。

结果我正在摘手套的时候，抢救室的大门又推开了：护士跪在床上给一个病人按压着就进来了。这是个中老年女性，胸闷就诊，分诊台生命体征没测完就猝死了。我们马上接手复苏，插管上机，心电监护提示心室颤动，除颤两次后循环恢复，但是仍处于休克状态。我刚铺完巾还没开始穿刺静脉，抬头一看监护，又心室颤动了，这一次就没有之前那么幸运了，又是复苏了半个多小时，家里人不再坚持。病人的女儿一直在自责说："我妈两天前就不舒服，我们来晚了来晚了啊！"我用尽了我能想到的所有温和的语言试图去安慰她，不想让她在自己的后半生一直背着这样的包袱。但是我也不

1　Acute Coronary Syndrome，急性冠状动脉综合征，包括心肌梗死和不稳定心绞痛，一种心内科急症

2　Myelodysplastic Syndromes，骨髓异常增生综合征，一种以无效造血、难治性血细胞减少、造血功能衰竭为表现的血液系统疾病

3　中心静脉的穿刺位置之一，放置中心静脉有助于抢救时迅速补液

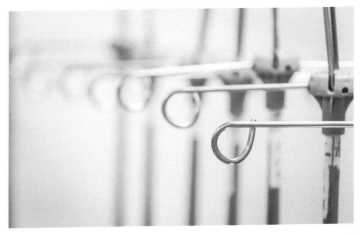

摄 影 武 博

知道有没有用。最后我们只能默默地拉上帘子,让家属和病人最后告别。

我摇摇头,刚摘掉手套,就听见领导喊我,给3床插管!原来是病人突然呕吐误吸了,氧合一下子垮掉了。挑起喉镜,吸干净食物残渣,顺利插管之后呼吸终于稳定。

彼时我已经累得口干舌燥,头晕眼花。但是如果你以为这个崩溃的白班就这样结束了,我只能说,"图样图森破"(too young,too simple)。

四点整,抢救室后门被一把推开,送进来一个猝死的年轻女性。再一次插管按压穿刺中心静脉,但是病人连呼气末的二氧化碳都没多少。领导果断做了心脏超声,发现左侧胸腔内全是液体,纵隔被挤到了右侧,再一看患者异常修长的手指和脚趾，过分纤细的身材——马方综合征[1]！应该是主动脉夹层/动脉瘤破裂了！我从胸腔里抽出了不凝血[2]，再次侧面证实了我们的猜测。这种情况下，死亡率接近百分百，但是病人太年轻，不光家属难以接受，我们也不愿意放弃。各科会诊迅速到位，血库也被激活，我们总想如果能补充足够的血制品，也许还有一线生机。

可是谁也没料到命运和我们开了一个黑色的玩笑，病人是 Rh 阴性血，也就是所谓的熊猫血。可以想象，当时北京市中心血站的电话一定被我们医院血库给打爆了，仅有的库存被"火速"送往我们医院，不过想想周一下午五点多的北京市交通状况就可以知道，这根本不可能来得及。在复苏了整整一百分钟，用光了抢救室所有肾上腺素之后，一切努力归于尘土。

病人的丈夫跪在地上，抱着病人哭了许久，他最后不停地亲吻着妻子的额头，在她耳旁轻声说着话，虽然谁都明白病人永远也听不到什么了。在场的每一个医护人员都已经累到虚脱，看到这一幕更是让人唏嘘不已，没有人忍心去劝丈夫离开。都说少时夫妻老来伴，夫妻都没做得几年，竟然已阴阳相隔。

人间悲苦，莫过于此吧。

1　一种先天性疾病，患者常表现为肢体细长，常并发心血管异常，如夹层动脉瘤
2　提示胸腔内活动性出血

让他不再受罪

猝不及防的逝去让人痛苦，可预期的终结也同样折磨人，可是现如今的情况，我们能做的却非常有限。

一个白血病的老先生，感染性休克入抢救室。因为基础病多，病人本人和家属早已选择放弃化疗，但是最终的这段时光，却让他们备受煎熬。感染部位应该是肺，因为严重的酸中毒和低氧，老先生早已神志不清，频数地张口呼吸，是生命对世界本能的留恋。老先生的老伴和两个儿子在床旁看着，泪流满面。他的大儿子问我："医生，求求你了，有什么办法让他不再受罪么？你们能让他'安乐死'么？他这样太难受了！"

我点点头，表示完全理解他的想法，然后尽量平和缓慢地向他解释了医疗在这方面的困境。家属非常知书达理，也没再要求什么。反倒是我，心里觉得很不是滋味。

无独有偶，几天后的夜班，送进来一个大量呕血误吸导致窒息猝死的老太太，基础病是上段食管癌，已无手术机会。插管的时候，我从她的气道内吸出了大量的血块。我们用了所有能用的办法，依然不能阻止肿瘤的出血，折腾了一晚上之后，病人休克得一塌糊涂了。病人的儿子眉头紧锁地听完了我们最后一次的交代病情，说："我明白了，如果到最后，那些有创伤的操作就不要再做了，我就一个要求，尽量不要让她受罪。"

我在合理的范围内，尽量加大了镇静镇痛的药物剂量。我

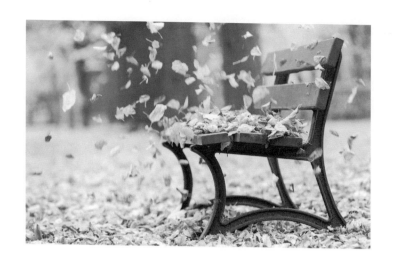

想这样应该是一种安慰，不论对于病人还是她的家属。

如何有尊严少痛苦地离去，这在国内还是一个新兴的话题，由于牵涉到伦理等复杂问题，难以一概而论。希望随着时间推移，我们的医疗也能渐渐充满人性的温度。

性格决定命运

同样的病情，不同的家属，有时候结果会很不一样。有的家属知书达理能够抓住重点迅速做出正确决定，有的则不然，从而对后续的治疗决策产生不同的影响。在抢救室，面对各种突发的危及生命的重症，这种影响就尤为巨大。

急性ST段抬高型心肌梗死是冠心病最危重的情况了，碰到 STEMI [1]，应该用最快的时间去进行再灌注治疗 [2]，AHA [3] 的指南要求 Door-to-Balloon [4] 的时间应该小于 90 分钟。但是讽刺的是，在抢救室遇到的 STEMI，限速步骤往往都在于家属和病人。

一位老太太，既往就犯过 NSTEMI [5]，当年就不愿意造影 [6]，这次又 NSTEMI 了，二线不放心，就把她送进抢救室了。但是从进来的那一刻起，老太太就开始闹脾气了，嫌抢救室环境嘈杂，嫌家属不能陪护，拒绝吃药。叫了家属来劝，就发现这一家子的性格是有相似之处的，他们总是成功地避开了医生谈话中所有的关键点，关注些细枝末节的事情，对于是否接受冠状动脉造影之类的重要问题总是态度模糊。这么一来二去，老太太终于从 NSTEMI 变成 STEMI 了，大晚上地一群人苦口婆心地在那儿用尽量平实的语言劝说患者应该尽快做冠状动脉造影，尽快开通血管。

不干，就是不干，不但病人不同意，家里人也不同意，更可恨的是根本说不出什么理由来。好吧，那只好签字了，药物保守治疗。第二天，家属不知道是得人指点了还是怎的突

1　ST-segment elevation myocardial infarction，急性 ST 段抬高型心肌梗死
2　指恢复心肌血液灌注的治疗，通常包括药物的溶栓治疗、介入治疗和紧急冠状动脉搭桥术
3　American Heart Association，美国心脏病协会
4　指从急诊室至首次球囊扩张的时间
5　Non-ST-segment elevation myocardial infarction，急性非 ST 段抬高型心肌梗死，可能加重成为 STEMI
6　冠状动脉造影，指通过介入方法评估冠状动脉狭窄程度的方法，是心肌梗死的重要检查手段

然又要求做冠状动脉造影了，可惜已经过了12小时的时间窗，深邃的Q波[1]已经直挺挺地竖在那里了。

与之不同的则是我上个夜班碰见的两个STEMI病人家属。跟家里人谈完造影的事情签好字用时不超过5分钟。这几个家属，哭归哭，害怕归害怕，但是决策果断，为自己的家人争取了宝贵时间——最后他们Door-to-Balloon的时间一个是40分钟、一个35分钟。特别是早上来的广泛前壁心肌梗死的病人，签字的是第二任妻子，继子跑着办手续推平车比亲儿子都快。

所以说，性格决定命运。我宁愿相信，怀揣着恶意和猜疑对待这世界的人，和充满爱意和信念的人，得到的回报一定是不一样的。

CODE BLACK

最近新出了一个美国的医疗剧叫作《Code Black》，讲的是洛杉矶的一家医院急诊科的故事。剧中Code Black的含义是指医院急诊科所接诊的病人已经超过能够承受的上限，应当尽量不再接诊新病人。

抢救室内一面墙上有一个120/999直播的电话，不时会响起，引得人一阵阵心悸。但是不论你怎么跟他们说协和急诊已经超负荷运转了，他们经常还是会把病人送过来，加上外

1　心电图波形中的一种特定位置的峰，此处Q波出现意味着心肌已经死亡，无法通过再灌注治疗逆转

地转运来的，自己来的病人，协和急诊几乎天天都算得上是Code Black的状态。

等待时间一旦超过一小时，病人和家属的情绪经常就会被点燃，医生就得花额外的时间去灭火。几百人挤在一个狭小的空间里，一年四季都是溽热不堪，味道难闻，地上横七竖八躺了各式病人和家属，严重时你都无法疾行。

这怪病人吗？当然不怪，他们是亟需帮助的人。这怪医护人员吗？当然也不怪，我们无法控制病人数量，我们唯一能做的是鞭策自己超负荷运转，盘活急诊，尽量让病人得到安全有效的救治。这怪医院吗？没有把急诊建得更大？当然也不是，我相信协和急诊再大也会被填满，好像华山医院前几年急诊扩建后有了一百张留观床，但是一天之内就收满了。

民众对健康的追求是一个非常基本的需求，这和吃饭睡觉一样。但是不同之处在于，饭可以不吃最好的，填饱肚子就行；可以不住大房子不睡舒服的床，有地儿落脚就成；但是你问任何一个病人，说能不能不要追求最"好"的医疗，我想十个有九个都会说不行。这样的需求和中国现阶段的经济发展水平、社会保险发达程度以及民众的素质，都不十分匹配，其中的矛盾不是一刀切的对策或者短时间的磨合就能消弭的。

如何去疏导这个矛盾，如何提高全科医学的可行性、水平及药物的可及程度，把病人从大医院吸引回去，如何让病人不因病返贫，如何让医生不为生计和安危操心，这才是应当思考和解决的问题。

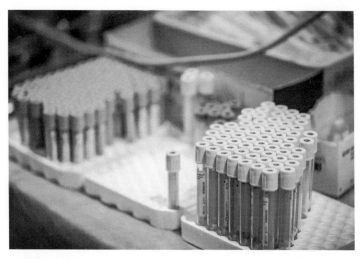

摄影 武博

星　空

　　有一则闹得沸沸扬扬的事情是孕妇子痫前期主动脉夹层破裂的事情，据说家属索赔千万元。这次的事情索赔以患者单位名义发起，引起了社会关注，虽然民众没有一边倒地谩骂医生和医院，但是事情的另一方换了普通人还不知会怎样。

　　我只是想说，这些事情，不是第一次，也不会是最后一次。在未来的漫漫人生路中，每一个医护人员肯定还会遇到无数的类似情况……如果大家心里累了，苦了，选择离开，我非常能够理解。我面对无理的病人的时候，每值一个状况百出的班的时候，也同样又苦又累。

但是我现在还没有放弃，因为我依然热爱这个职业，这个特殊的可以帮助大多数人的职业。医疗的价值是不能单纯用钱来衡量的，做医生对我本人和家庭的影响，让我和我爱的人成为了更好的人，我们更加懂得珍惜生活，懂得爱护他人，懂得知足常乐，这些都是别的职业所不能替代的。如果同样年轻的你和我有类似的感受，请和我一同坚持走下去。

我希望自己老了的时候，和家人在星空下，回想做医生的日子，可以坦然地说我对得起我救治过的病人，我用自己的双手和知识，以我最大的热情及能量帮助了尽量多的人。我希望可以平静地告诉我的孩子，有这些异彩纷呈的经历，能够让别人的人生变得更好，我很满足。

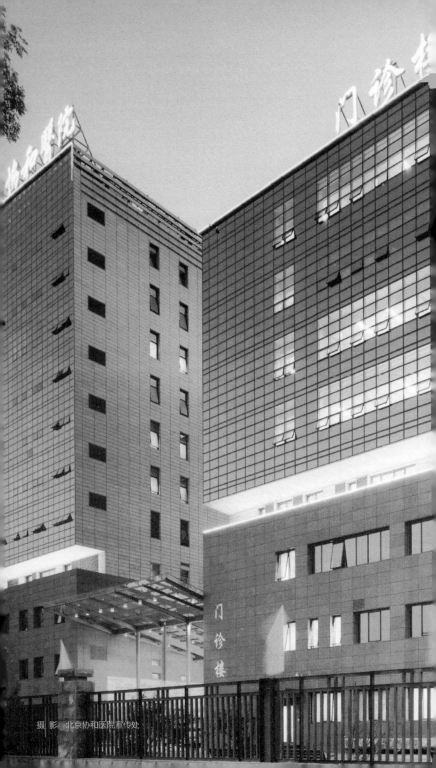

除夕我值过的班

杜顺达

前些天，我手下的住院医说，他要去下一个科室抽签，决定春节放假哪天值班，我不以为意。

今天，我们科总值班说春节假期有几天没有人愿意值班，需要抽签决定。

我们主任对此表示无奈，说："年轻人要多吃苦，以后才有机会享福。"在主任工作的近三十年里，前十年，没有一年是回家过年的。

随着年纪增长，我已不值一线班多年，但是那些在值班室里度过的除夕，依旧历历在目。

第一个除夕值班

在工作的第一年，我最年轻，理所当然地在除夕、初一值班。那天下午，在院领导来慰问值班之前，我巡视了一遍病房。病房里能出院的都出院了，不出院的也基本快出院了，只有一位胃癌晚期患者，出现了终末期征象。我叮嘱家属，注意患者的呼吸。患者家属对我说，他们完全知道老人的情况，希望能在医院里走完他的人生，在医院里至少老人可以减少痛苦。

傍晚，院领导来看望值班的医生、护士，照例询问了病房情况，并告知晚上食堂有免费的团圆饭，还可以抽奖。这对于当时每月仅2000元工资的我，无疑是一个巨大的诱惑。

在六点多，我准备去食堂吃免费的晚餐时，情况出现了。护士听到监护仪报警，过去看，患者血氧饱和度下降到90%，出现呼吸困难。我和护士立马忙碌起来：加大吸氧、吸痰、呼吸兴奋药、胸廓辅助呼吸、强心药、心外按压……最终病人家属说："谢谢，让他安静地走吧。"

八点多，春节联欢晚会开始的时候，我在写死亡证明书。

第二个除夕值班

第二年春节，我正好轮转特需病房。特需病房只有四位外科医生，我们ABCD的值班，除夕正好轮到我。为了能更好地休假，我们调整为每人两天，我又是除夕、初一。

特需外科这时已经没什么患者了，有的几个也不重，所以我想着晚上又可以去吃免费晚餐和抽奖。然而，下午三点多特需急诊的一个电话把我的完美计划打破了。

"喂，这是协和医院特需急诊吗？我们在某某肿瘤医院，这边的护士让我们到你们医院来，五点多你们有人吗？我们五点多过去！"

原来，病人在某医院做了Mile's手术[1]，术后3月腹痛。他们去该院急诊，给予了输液。今天是除夕，该院的护士告诉病人：他们医院没有急诊，在这里，就只有护士给输液。不如去协和医院吧，协和有急诊，医生随时观察。"你们能肯定协和医院能接收吗？""如果普通急诊不接受，特需急诊肯定接收。"于是，病人在该院输完液、回家团圆后来了。悲催的我只好在别人的饭香中开始问病史、查体。

八点多，春节联欢晚会开始的时候，我在写入院记录。

第三个除夕值班

这个除夕值班没什么特殊的事发生。只记得当时为了发扬风格，连值了5天班。我从医院里走出来的时候，发现天是那么的蓝、空气是那么的新鲜！脑子里莫名其妙地飘出：生命诚可贵，爱情价更高。若为自由故，两者皆可抛。

---

1 即腹会阴联合直肠癌根治术，是直肠根治手术的一种手术方式

第四个除夕值班

在工作的第四年，开始轮转外科急诊。外科急诊也是只有四位外科医生，按照"白班、夜班、下夜班、休息"12小时倒班。这次也正好轮到我除夕。为了能更好地休假，我们调整为每人24小时。

急诊上班的医生要兼顾急诊流水的患者，也要兼顾急诊留观的患者。但快过年了，除非病重得不行了，一般患者都不愿意留在急诊，不仅没有过年的气氛，环境、空气还很差。所以，急诊留观没什么患者。因为除夕天气寒冷，外面打架的少了；另外，工人都回家过年了，事故也少了，所以急诊流水的患者也少。整个白天没什么特殊的事。

晚7点，我把仅有的几位留观患者都处理完毕了。那时候，急诊是没有电视的，智能手机也还没有发明，我就挨着暖气看书。这时，门被一个胳膊肘子撞开了。一位中气十足的北京老爷们进来了，右手还抓着左手大拇指，左手大拇指上包裹着卫生纸，卫生纸已经被血浸透，血时不时地往下滴。

老爷子丝毫没有疼痛的样子，自豪地说：大过年了，徒弟给我拿了块肉，肉太大，我想切开，结果切到手了。我打趣说：你徒弟也不把肉切好了给您！老爷子说：肉大，能显示出徒弟的孝心！确实，现在，很多传统正被抛弃，能保留这些传统的人，都是好人！

在和老爷子一句一句的对话中，我给他拔指甲、缝甲床、止血、包扎。窗外，飘来春节联欢晚会主持人的问候！

最近的一个除夕

去年春节临近，我给一位巨大肝癌患者手术。术后患者出现肝肾衰竭，经过 MICU [1] 各位同仁的帮忙，患者肝功能逐渐恢复，但肾功能一直没好，需要血滤[2]支持。在除夕的前一天，患者转回到我们病房，我帮他联系了除夕的血滤。

除夕一早，我去病房。护士告诉我，他昨天晚上尿量一千多毫升。我高兴极了，仿佛他排出的不是尿，而是"琼汁玉液"。我为此还特意发了一条微信：当医生久了，想法也许会异于常人。

结 束 语

说了这么多，当时对我而言，可能是痛苦的，但我现在浑然不觉，反而觉得这是别人所无法比拟的人生经历。只有这些经历，才能促使自己成长。若干年后，如果能有我的雕像矗立在协和西门，并且有人来献花，人生就完美了！

---

1 即内科重症监护室
2 即血液滤过，是去除肾功能不全患者血液中过多的水分和溶质的一种治疗手段

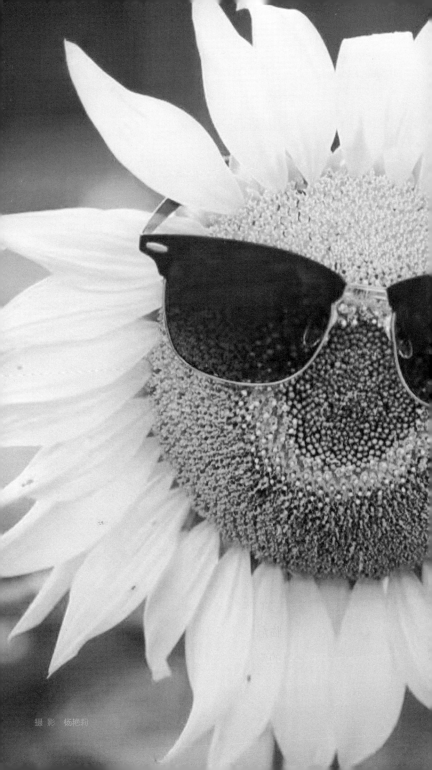

摄影 杨艳莉

太阳照常升起

夏鹏

普内小组长

协和医院的普通内科应当说是很有特点的，因为没有特别明确的专业侧重，收治的病人们的症状称得上是千奇百怪，最不缺的是疑难杂症，有一些多系统受累在某个专科难以得到全面处理的病人，更有不少在多家医院辗转多年来寻求"最后说法"的病人。

因为病人的情况复杂，病情偏重，加之诊断不明，病人的情况在短时间内出现巨大变化的情形并不鲜见，从而对临床医师的诊疗提出了更高的要求：不仅需要具有相对扎实的临床基本功、相对宽广的知识储备、相对敏感的临床预判能力，为可能发生的病情变化做好准备和预案；而且需要具备多科室协作的协调能力、临危不乱的心理素质；更为重要的是能做好焦虑紧张的家属的沟通和安抚工作。一言以概之，普内科的轮转对于协和医院的内科住院医师来说不啻为一次历练。

根据协和医院内科和UCSF（加利福尼亚大学旧金山分校）住院医师交换项目的要求，我从4月底开始担任普通内科病房的住院医师组长，任期两个月。

关于我"命烂"的传说我已经不打算花精力进行辩驳了，算上小组长上岗前在普内科的一个月热身，在过去的13周时间里，参加了普内科病房大小抢救20余次，各种休克、出血、猝死、喉头水肿什么的，累计向重症监护病房转病人13人次。甚至有高年资的主治大夫不无戏谑地对我说，以一己之力把病房搞得天翻地覆，也就是老夏你了。

玩笑归玩笑，过去三个月时间里，病房是有不少重病人，不过除了一例超高龄的DNR[1]病人外，其他遭遇抢救的病人，在大家的努力救治下，加上各科室的大力支持，全部抢救成功。这不但延长了病人的生命，还让刚工作不久的住院大夫、实习大夫们、护士们增加了许多临床抢救的经验。我记得有第一年的住院大夫跟我说她之前半年的轮转也不及在普内科两个月的成长快。我自己从这些抢救中，也梳理了很多以前遗漏的知识，增加了经验，增强了信心。

此外，作为医师组长，还肩负着对年轻住院医师、实习医师进行教学，协助主治医师对病房临床工作统筹规划安排，协助护士长做好医护合作等责任。我不敢说自己做得有多么

1　Do Not Resuscitate，拒绝心肺复苏术

好，但是我自信努力去做了，用我的方式尽力去帮助大家。

还记得2009年我当见习大夫时对住院医师组长那种无比崇拜的心情，幻想着自己哪天也能当上普内科小组长。到现在我的组长任期还有两天就要结束了，回头看过去，和前辈相比，我还有太多的不足需要改进。

我想借此机会向给予我帮助和指导的各位前辈、病房主治大夫、住院大夫、小弟小妹们和护士们表示感谢，我会想念你们的。

还有那些可怜可爱的病人们，希望你们都能好起来。

我们给大夫鞠个躬吧

前天病房出院了一个病人，老年男性，先是肺部感染、神志异常，紧接着出现横纹肌溶解，急性肾损伤。病人的病情复杂而危重，诊断非常疑难。在长达3个月的住院时间里病人三进MICU，先是无尿高钾低氧去做CRRT[1]，然后又是消化道大出血，最要命的时候收缩压只有40mmHg，历经两次内镜止血、两次介入栓塞才勉强把血止住；再后来出现可疑TTP[2]，血小板骤降、肾功能恶化、癫痫大发作，经过血浆置换才转危为安。

1　Continuous Renal Replacement Therapy，持续性肾脏替代治疗，是一种通过治疗设备替代肾脏功能的治疗方式，如床旁血液净化等
2　Thrombotic Thrombocytopenic Purpura，血栓性血小板减少性紫癜，是一种严重的弥散性血栓性微血管病

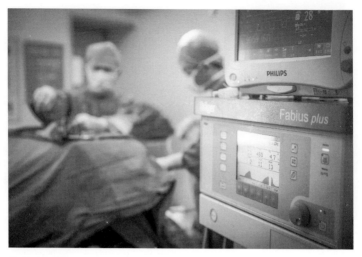

摄影 武博

　　病情最为棘手的时候，主治大夫和住院大夫无一不是眉头紧锁，单是为这个病人组织多科查房和随诊就不下5次。不过让我印象颇为深刻的是，病人的夫人和女儿经历了各种起伏转折，她们虽然也是面容戚戚，但是没见过她们掉眼泪；她们虽然偶尔也是焦虑担忧，把一个小问题反复咨询，但是没见过她们发脾气闹事。

　　经过无数人的共同努力，病人终于一步一步好起来了。临出院那周，病人在家人搀扶下拄着拐杖慢慢绕着病房走，三个月来第一次；出院那天早上，我去看病人，病人说我这次生病一开始脑子不好使，那时候的事情记不得了，记得普内科第一个来看我的大夫就是您了，谢谢您。

我说，我也没做什么，您应该谢谢家里人。他夫人在一旁，眼圈唰地一下就红了。

10点多钟的时候，女儿推着他到医生办公室来和大家告别。彼时组里大夫都在转病房，就剩我一人还在办公室忙活。这是我第一次见到病人的夫人掉眼泪，她跟女儿说，快，我们给大夫鞠个躬吧。我和病人女儿差不多大，哪里当得起，赶紧站起来说不敢当不敢当，但是也没有拦得住。

我只好说，谁都不想生病，您能回家，我们的努力没有白费，就很好了。

柳暗花明又一村

说起TTP，还有个26岁的姑娘，以发热、皮疹、关节痛起病，拟诊AOSD [1]，门诊加了激素，收进来进一步评估。结果先是病人出现视野缺损，眼科看了考虑血管炎可能，建议激素冲击。结果刚冲击完就发现病人血色素、血小板骤降，间接胆红素为主的胆红素升高，LDH [2]升高，紧接着高热、头晕、头痛，一天之内就出现肾功能恶化。大夫心中都是咯噔一下，火速送检了血涂片：大量红细胞碎片。

血液科、肾内科、血库被全面动员了起来，确诊当天就开

1　Adult Onset Still's Disease，成人斯蒂尔病，是一种以发热、关节痛、皮疹、白细胞增高为主要特征的自身免疫性疾病
2　Lactate dehydrogenase，乳酸脱氢酶

始了血浆置换[1]。治疗的效果没能像我以前碰见的个别TTP病人那样立竿见影，尽管从大夫到家属，各个科室都想了很多办法，但是病人的病情着实胶着了很久，病房弥漫着一股悲观的情绪。

某个周日的清早，主管大夫说家里人撑不住了，要撤了。主治大夫和我无不唏嘘，开始讨论诸如粗三腔置管[2]是不是要拔掉了之类的细节。

接班的住院大夫默默地在一旁查看着病房病人今早的检验结果，突然大声问我们，你们昨天不会给病人输血小板了吧？我心想，除非真的有大出血或者出血风险太高，谁没事给TTP病人输血小板啊，就说没有呀。更为激动的声音马上传了出来，病人血小板涨起来了！我赶紧点开化验单一看，确实，血小板从昨天的20涨到了55。我马上跟主管大夫说，赶紧复查，如果血小板确实这么多，那么治疗是有效的，就一定咬牙坚持。复查结果出来了，没错，确实涨起来了。我们全组大夫高兴得几乎要抱在一起。后面的故事也简单了，病人一路见好，顺利出院。

柳暗花明又一村，这首诗学了十几二十年了，直到那一天，我才知道这到底是怎样一种感觉。

1　治疗TTP的方法之一
2　一种有三个腔的中心静脉导管，这里用于血浆置换

怎么能不管呢?

协和内科一直以来吸引我的地方还在于,这里的大夫始终以病人为中心。

主任门诊看了个化脓性关节炎的病人,立马电话联系了关节腔穿刺,等培养结果一出来,就让我赶紧打电话给病人,让病人到急诊去用药。

5月的某个周六中午,一个已经出院的CTD[1]病人的家属到病房来找我,说病人发热、憋气,人在急诊。我跑去一看状态,体温39.0℃,心率150次/分,自然状态下SpO_2[2] 85%。我赶紧给病人联系了一个胸部CT,拍完片子一看感染得一塌糊涂了。我拜托急诊给病人把PCP、CMV、细菌、不典型病原[3]全打上[4],然后折腾了好久终于把病人收去了MICU。病人也很争气,用上药第二天就退热了,氧合也开始改善,第三天就转回了普内科病房,后来支气管镜证实是PCP。再后来病人活蹦乱跳地出院了,出院时的肺CT几乎完全正常。

相似的故事昨天再次发生。

主治大夫告诉我一个用激素治疗的老病人周五下午随诊的时候说是发热3天,憋气1天了,SpO_2只有85%。他给开了

1　Connective Tissue Disease,结缔组织病
2　血氧饱和度
3　此处指常见的肺部感染病原体
4　指针对以上所列病原体的抗生素治疗都用上

CT，让病人去了急诊，让我关注下此事。我打开电脑一看肺CT，果不其然很像PCP。我们就火速帮病人联系了床位，收去了监护室，病案科的朋友也特别帮忙地调来了病人的老病历。

我送病人去监护室的时候，接病人的是一个外院来进修的老师，她说，你们这儿的大夫真是不容易，出院的病人也管到底啊？

我心说，怎么能不管呢？能救一个是一个啊！

当医疗无计可施的时候

需要反复强调的是，医疗就是投入大量的资源对抗自然规律。有的时候，我们能赢，但是大多数情况下，我们的力量和自然的力量比起来，实在是微不足道。

超高龄的老人肺部感染了，神志欠清，痰液引流不畅，抗感染药物收效甚微，情况持续恶化，仅剩时间问题。家属很明白，表示有创措施都不做了。我们医生能做的，不过是减少病人痛苦，用一些镇静镇痛的药物，让病人尽量走得安详、有尊严。

终末期鼻NKT淋巴瘤的女病人，已然没了治疗的机会，在院期间局部病灶大出血差点送了命。等到精神稍恢复些时，在丈夫的搀扶下绕着病房走了走。病人外貌早已变形，鼻子里还有胃管，但是丈夫突然停了下来，把手机递给护士请她帮忙给照张合影。病人的丈夫尽量表现得兴高采烈，病人也不再是完全面无表情了。主任再一次组织了多科会诊，所有人跟病人丈夫平静地交流了病情，解答问题，安慰家属。

当我们医疗上已无计可施的时候，缓解病人痛苦，对家属进行安慰和解惑，就变得异常重要。

积跬步，行千里

协和医院总是有一群热爱医学的人们燃烧着自己，照亮着病人。

长久以来，我一直希望有一天我们的医疗体系、管理体系运行起来能更加完备和人性化，能够用体系的完善来弥补个人的不足，解放医护人员的透支。

我很高兴这些年看到一些事情在悄然变化，协和医院现在周末很多影像学检查都能想办法做上了，细菌室开始二十四小时收标本、报危急值[1]了，影像学检查可以上传电子病历系统了……这些改善都在使我们的医疗实践变得更好。

作为一线的临床医师，我们也有不少可以协助改善的地方。我在普内科这几个月，大力向住院大夫们推荐了我每次值班时使用的"值班清单"。我会在每次值班前熟悉病房病人，把诸如诊断、用药、并发症、出入量要求、抢救状态、

1　此处指医院中某些检验检查的异常结果，表明患者可能正处于有生命危险的边缘状态，临床医生需要及时处理

可能的风险等诸多信息简单记录下来，对于我这样一个记性不那么好的人来说，这样的信息对于我的值班帮助很大。在美国轮转过之后，会发现每天每个大夫都会写sign out notes（交班记录），那么我们何不把这个东西做在病历系统里呢？很多药物的使用适应证、疗程，其实都可以在医嘱系统中有所体现不是吗？

很感谢信息处的老师的支持，虽然这些事情还没有发生，但是至少在过去一段时间里我有机会和工程师坐下来谈谈此事，一点一滴的。

那么也许更多人更长时间地一起坚持下去，就可以积跬步，行千里。

太阳照常升起

最近又有很多伤医的事情发生，就在我开始写这篇东西之前，协和医院外科急诊的大夫也被人无端打了。

同行的愤怒，民众的冷漠，其实早已不是什么新闻。这些并非中国独有，也几乎不可能杜绝。

医护人员又能做什么呢？医护人员只能擦干眼泪，把十几亿中国人的健康背在身上，砥砺前行。

但是，对于热爱医学的你来说，这不是世界末日，事实上，永远都不会有世界末日。因为，总会有那么多的病人需要我们去救助，总会有起死回生的成功，有转危为安的释然，有懂得感恩的病人。无数病人的生命在琐碎中曲折前进，而我们就是点缀的一抹亮色。

我们悲愤，我们忧伤，都没有关系，这些都会过去。

只是希望和我同样年轻的同道们记得，不管夜里多么黑暗，第二天，太阳照常升起。

03　心　术

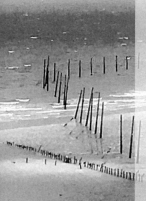

据国家卫计委统计，2015年全国医疗卫生机构总诊疗人次达77.0亿人次，平均每个居民到医疗卫生机构就诊5.6次，同年，全国医疗纠纷数7.1万次。

与庞大的门诊量相比，医疗纠纷的发生只是少数（尽管我们希望每一起都不要发生）。但在部分媒体的渲染下，医患关系仿佛势同水火、剑拔弩张。"助产士缝肛门""保温箱烤死新生儿""八毛钱治好巨结肠""湘潭产妇死亡"等荒谬报道的背后，隐含着公众对医患关系的关注与陌生。

真实的医患关系是怎样的？

在六六的小说《心术》中，外科医生霍思邈说："我有两把刀，一把用来拯救病人的生命，一把用来剖析自我的心灵。"本章节选取了几个再普通不过的医疗故事，但我们期盼你能从中感受到那把剖析心灵的刀，感受到医者们从医开始的那份初心。我们期盼这样的感受，能让你对医患关系有多一维度的思考。

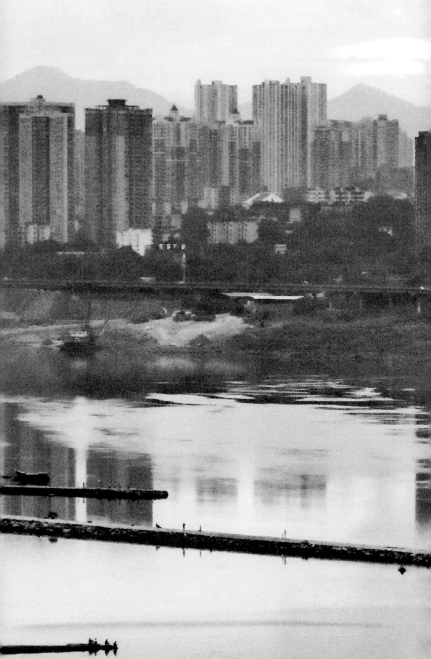

摄 影 自得麒乐

等你懂得

自得麒乐

一

"我没病，我要出院！"

78岁的老太太，嚷着就要从床上翻身下来。大家忙不迭地围上去，拉的拉，劝的劝。

看架势是逃不出院了，老太太接着抱怨："我都来住几天了，你们什么都没做！"

管床医生吓得马上委屈地补充说："她昨天上午才来的，已经做了心电图、心脏超声、胸片，今天早上才查的血，准备今早做血管超声评估……"

病人的儿子在旁边尴尬地笑着，用食指在太阳穴的位置转圈，说："你们别理她，年纪大了脑子糊涂了，你们别跟她怄气。"

我倒真不跟病人怄气。

老太太刚诊断慢性肾脏病5期（也就是俗称的尿毒症），因为其他医院觉得血管条件不好，所以推荐病人到我们这边来评估用于长期血液透析的通路。

一看病人这表现，显然，病人还没有过否认期（疾病认知的心理分期阶段：否认期，愤怒期，协议期，犹豫期，接受期。这个分期本来是设计给临终患者的，但对于这种无法治愈的慢性疾病同样适用）。

所以很多时候病人和家属因为一些在你看来完全莫名其妙的理由，跟医务人员吵起来的时候，没必要生气。因为拿一些无关紧要的小事来吵架，其实是在掩饰对大事（比如疾病的预后，治疗的费用）的担心和恐惧。

我倒担心的是老太太在手术中也翻身下床要走怎么办，通路的手术多是局麻，我们又不可能把患者绑起来。

真躺到手术台上的时候老太太倒是平静了。

手术做完的时候，老太太无比清晰地跟我说了一句："谢谢。"清晰到我以为自己幻听了。而当我确定没有幻听的时候，才发现：老太太脑子一直都很清楚，她从来就没有犯糊涂过，她只是需要一个时间，来接受。

二

长期血液透析使用的血管通路无非就三种——自体动静脉内瘘，人工血管内瘘和透析导管。因为长期透析导管植入有导致中心静脉狭窄的风险，所以一般是作为最后的选择。

可是这个才42岁的病人，坚决要放透析导管。

"人工血管的这一套手术文书都全白准备了。"管床医生无奈地说。

"你才42岁，你得为后面留后路啊。"我也想劝导一下病人。

却被病人这一句话生生噎了回来："我觉得我活不了那么久了。"

"感觉他们家属好像也不太想给她花钱了。"管床医生边重新准备置管的同意书边说。

没有不想活得更久的病人，只有没有钱来支撑活得更久的病人。

我在心里想。

万万没想到这一版同意书也同样是白准备了。

因为在手术室门口，我们组的教授和其他医生再次劝导了一遍患者和家属之后，他们决定做高位自体动静脉内瘘，6周后再做二期的转位手术。

没有真想不明白什么是对自己更好的病人，只有没有耐心去解释的医生。

很惭愧，我就是那个没有耐心的医生。

三

在北京协和医院轮转计划生育时，曾经有个34岁来做人工流产的。

住院第一天，组上的教授看病人已经34岁了还没有孩子，就问病人为什么不要这个孩子，以后想再怀可能就不容易了。

病人却不正面回答，态度坚决地说："但是还有机会怀上是吧？"

"这可不一定，而且您再要孩子也是高龄产妇了，对孕妇对孩子都没什么好处。"

管床医生补充说病人血型是Rh阴性。

"所以这个孩子还是要了吧，不然以后再怀孕可能会发生溶血的！"

"我知道，我自己准备好丙种球蛋白了……"

这完全是下定决心地有备而来。

但是教授的态度也没有因为病人的坚决而放弃："你有什么原因跟我们说说，我们大家帮你分析一下。如果你要觉得不好意思公开说，你单独找我说，我帮你分析分析。"

这张床就留给了病人3天。

一般做流产的病人，都是当天住院，做完了观察一下，当天又出院了。

北京协和医院妇产科是什么地方？是每个教授手里一叠一尺厚的住院证，空出一张床住院总打电话让你下午来住院，管你是在外地手里有多少重要的事，如果你说暂时没时间，电话再次通知你的时候可能就是半年后。

但是在这样的地方，一张床，给这个患者留了3天。

3天后病人带着肚子里的孩子出院了，离开的时候专门来办公室感谢医生，否则她差点就做了个以后她后悔万分也无法挽回的决定。

那是我在计划生育学到的最后一课。

充分全面的解释，以及足够的耐心。

尽管临床工作繁忙琐碎，仍不时地提醒自己，反思自己的言行：

也许从医之路，本就是一场修行。

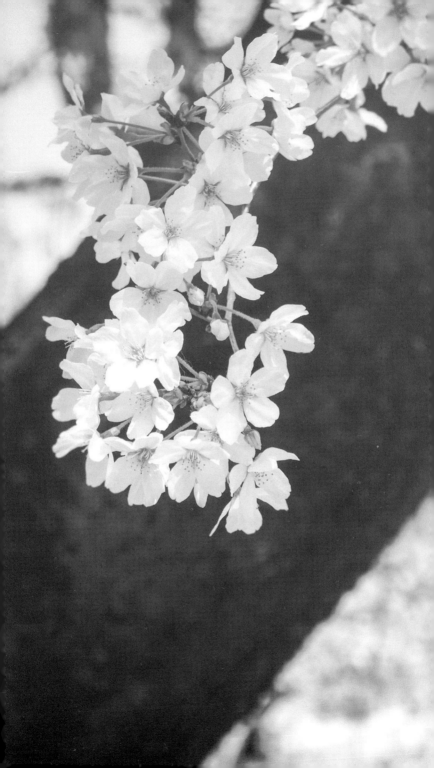

此刻春风正合宜

杨德彦

几天前的一个夜晚，心内科三线值班，内科总住院医师呼叫我：急诊来了一个重症心肌炎的患者，三度房室传导阻滞，室性逸搏[1]，心率35次/分……临时起搏器放完之后，我从导管室出来回值班公寓，经过协和老楼入口。夜色正醇，天高无云，面前一阵微风，清甜而舒展。

此刻，春风合宜，春天似乎确切地到来了。在心脏重症监护室待久了，触觉就变得迟钝，幸亏还有些许偶然的灵感和触动，提醒我合宜的春风一直不远。

一

看到CCU[2] 10床的诊断，我便心里一沉。

1　是一种心脏传导功能障碍的疾病
2　CCU心脏监护病房

急性心肌梗死，又因为精神疾患难愈，躁狂不已，难以配合诊疗。每晚都是他的梦魇，也是值班医生护士的梦魇，更是其他患者的梦魇。精神心理科很挠头，给奥氮平[1]，难平，换氟哌啶醇[2]，难定。

某日清晨我查房，住院医师汇报：10床昨天一夜平静。惊奇问原因，答：昨天轮转来CCU的一个实习护士，在床边教他唱歌，他学会了三首，小姑娘说如果他好好睡觉，过两天让他参加协和春晚表演。于是，一夜安眠。

这时，CCU一片繁忙，忙着晨间护理、登记出入量、测量血压心率的护士们穿梭不停，住院医师转身也去记录交班病程了。我望着10床头顶的监护屏，绿色数字跳动，蓝色波形起伏。"昨夜星辰昨夜风"，有一个美丽的实习护士，端坐床边，白衣燕帽在月色中焕发晶莹，歌声清澈，眼神真诚。10床同志呢，努力学习，第一首，第二首……直到这雨燕的和声潜入梦境。

床旁陪伴了解病情，应该是轮转实习的规定内容之一。然而教患者唱歌，应该是实习护士的灵感偶现吧？还是一种更加深刻而美好的内在？无论如何，我要感激、赞叹、感动于她的歌声。

1　治疗精神疾病药物
2　治疗精神疾病药物

二

12床是一个扩张型心肌病，心源性休克的患者。他很瘦，很干，很薄，很轻，总之给人一种风雨缥缈之感。对于心功能极差的患者，我愿意来个肌肉结实的。

他肯定非常奇怪我为什么每天都要摸他的手，以至于他开始都以为我要和他握手问好，实在太有礼貌了吧。其实，我是在感受他肢体末梢的皮肤温度。如果是温暖的，证明心功能尚稳定，如果是冰冷的，那就……尽管我给他全天候24小时监护血压、心率、血氧、呼吸，也给他插了深静脉、股动脉、尿管、胃管，用血流动力学监护仪给他每6小时监测一次心脏指数、血管阻力、全心舒张末期容积指数[1]，每1小时让护士告诉我们他排了多少毫升的尿液……但是物理体格检查，还是每天必备的功课，有时我宁可相信他的皮肤温度，而不是仪器告诉我的数字。

我在业余时间参与创办了一个微信公众号，办号宗旨就是"让医学更有温度"，我想，发热很可怕，但皮肤温暖倒是很合适的。

后来，12床也懂了，每天醒来第一件事情就是看自己的手，左手右手两个慢动作，主动报告自己的皮肤温度。我笑笑，该摸您还是得摸您。

---

1 评估心血管系统情况的指标

撤除那一堆监控管子用了我一个月的时间，最后撤除的是胃管。出院那天，他高兴地伸手给我看：皮肤不干了，没有褶子了，手指粗了。

又一个月后，我在第五诊室出门诊，他老伴来开药，说他重了五斤！我问："水肿？"答："不是！长肉了！长肉！"

第五诊室的窗外阳光正好，春风合宜，虽然这里看不到早发的玉兰，但急诊室大门一览无余，两个月前他就从那里进来的。

三

我在CCU经常主动和比较危重的患者握手，但并非出于礼貌——对普通患者我偏好用拍肩膀的方式打招呼——我的目的是进行格拉斯哥评分[1]和神经系统功能评估，看患者能否主动遵照医嘱进行正常肢体活动。这是我进行常规物理体格检查的一部分。

但有两次握手我至今难忘。

13床是急性大面积心肌梗死的病人，北京人，热乎，话多。他的心脏功能极其恶劣，但不妨碍他说个不停。某天中午，他接受完冠状动脉支架植入，导管室大夫用平车把他推回CCU，但他已经无法平卧，气喘，满头大汗，两肺听诊像

---

1 即通过格拉斯哥昏迷评分量表，是判断患者意识情况的一种评价方法

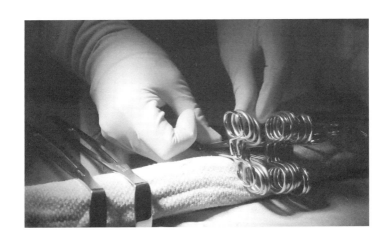

开锅沸腾的声音，这是急性左心衰竭！

　　一切抢救措施及时就位，当利尿药起效，面罩呼吸机有条不紊地在工作，病人的气喘渐渐平息，两肺安静下来，他伸出手，握住我的手，向我点点头，眼神平静柔和。当然，他还是一句话也说不出来，嘴角只能裂开一丝缝隙，微微上扬。呼吸机大面罩使劲扣着，"您就别说了"，我使劲握了他的手，握手有力。

　　我们心照不宣。病情平稳了，这握手的力度，正合适。

　　另一个患者是个老太太，也是大面积心肌梗死。她从住院开始就一直笑眯眯，老是叨叨："哎哟，活不了咯，要死咯，嘿嘿。"她住院时间不短，她的病程经历也颇为坎坷，一度面白如纸，眼眶深沉而发黑。那些日子，在她晦黯的面容上，呈现了一种熟悉而又陌生的笑容，那是多么令人不安，我无法忘记。我每天查房让她和我握手——她没有遵从我的指令。

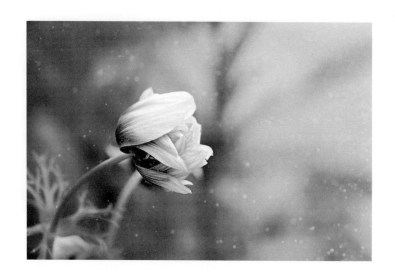

　　幸好，她恢复不错，出院前一天晚饭，她吃了不少，笑嘻嘻的。我说："握个手？"她一下子伸出了右手。握手有力，这力度，也很合适。

四

　　每天下午4:30到6:00，是我们心脏监护病房又一个工作高峰，一大波焦急的家属会赶来探视病中的亲人。这时候我的主要工作有两个，一个是和病人家属聊天，交代目前的诊断，拟定开展的计划，可能会出现的事件和我对病情的判断等。不同的床位，不同的病情，我同喜同悲。

　　另一个工作是观察患者们的吃喝。这是他们最活跃的时候。如果他们和子女老伴聊得不亦乐乎，大口吃饭，满面红光，打个饱嗝之后提提裤子上厕所，估计很快就能康复出院了。但如果茶饭不思，呻吟不止，那就得提高警惕了。

有一个患者是一个老爷子，八十多岁了，很胖，翻身都费劲，冠状动脉的病变比较严重，连支架都不适合放置。不过他运气还算不错，虽然心肌梗死面积不小，我们都觉得不容乐观的时候，心肌自己恢复了活动能力，他一下子精神了不少；他心肌梗死的部位很关键，正好影响了他的心跳，以至于他有近20天靠临时起搏器维持心跳，当我们都认为植入永久起搏器无法避免的一刻，他的心跳自己恢复了，人一下子就来了食欲。那天他吃了一大碗打卤面，还让我尝尝，我只能和他说，"我如果尝尝，你就不够了！"之后，我转了一圈回来看到他又偷吃了一根冰棍！她的几个儿女买给他的："他能吃，就让他吃吧。"

吃，在我们看来很平凡普通的日常举动，在危重患者身上，却是那么遥不可及，一旦恢复饮食，宛如重生一般。对的，能自己吃了，能自己上厕所了，能说话了，能呼吸了，能心跳了！这，就是重生。

想吃就吃，不多，这饭量很合适。

时至今日，我在心脏重症监护室的日子仍在继续，我知道前面有更多的温暖合宜的瞬间会让我记住，提醒我身边的春天。当然，也会有很多的暗灰场景萦绕脑海。我常常努力尝试忽略后者而去记住前者，因为我觉得目前我还算幸运，我更愿意将幸运传递，我更愿意相信"城中桃李愁风雨，春在溪头荠菜花"。

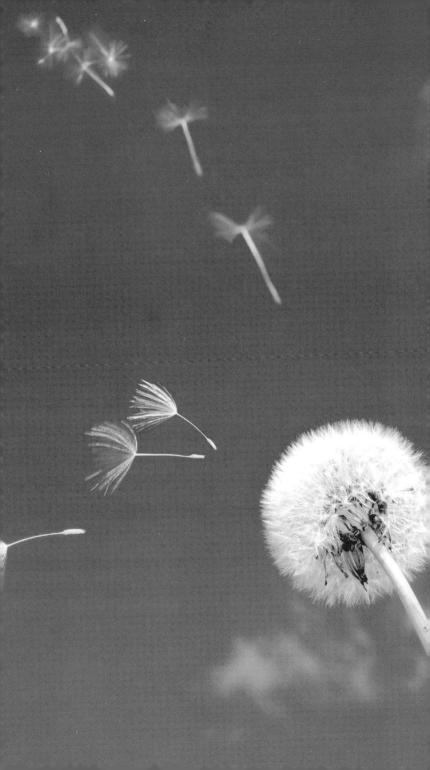

何处是归程

夏鹏

F是我在普内科遇到的一个病人，60岁的女性，高热两个月、肺内阴影伴低氧，全血细胞减少，在外面各级医院辗转，各种抗生素试了个遍，实在搞不定了到了协和。

一般这种情况，如果以一元论[1]分析，我们的切入点往往是感染、肿瘤、免疫病等三大块，各自需要化验、影像和抗体的检查来确认或除外。

病人5月下旬入院，来了之后迅速完善了上述检查，我们苦恼地得出了两个结论，一是"看不透"，诚实一点的说法是我不知道病人是什么病，另一个结论是病情着实不轻：I型呼吸衰竭；血色素需要间断输血维持，凝血一塌糊涂，有一段时间我们天天输血浆支持，病人的纤维蛋白原[2]还是不到0.5；病人对于物理降温和各式药物反应均欠佳，烧得厉害的时候，

1　此处指在临床诊疗过程中，考虑所有临床症状尽量用一种单一疾病来解释的分析思路
2　评价凝血功能的指标

心率120~130次/分，血压90/60mmHg，神志都有些嗜睡；各种指标爆表——铁蛋白最高时14万、LDH 8000多，连检验科的同事都打电话给我两次，问夏老师你这病人啥病啊？！

F的状态每况愈下，恶化的速度以天计。

对于F这样病情复杂疑难的重病人，我们会遭遇许多困难。因为诊断不明，我们无法像其他那些诊断明确，自然病程清晰的病人那样去预测病情的走势，去评估治疗反应，去规避并发症，我们所能倚仗的只是密切的病情观测和以往的经验。这样的病人，病情有可能出现突然的变化，打得我们和家属措手不及。我们能做的，无非是支持治疗和对症处理，去除病因方面的治疗根本无从谈起。

这个时候，家属是否能理解病情，能否跟随医生的思路对于当下的情形做一个合情合理的判断是至关重要的。他们要理解病人病情很重，瞬息万变，要能理解接受我们不停地查血化验，不停地输血支持，要能"不厌其烦"地接受我们的病情交代和各路会诊，要有"大心脏"承受病人病情的大起大落，并在医生的一堆医学术语中听明白事情的严重性，做出合理的决定，要能面对流水一样哗哗的费用保持涵养和镇定……

说实话，真的很难。能做到这样的家属，凤毛麟角。但是F的女儿做到了。

虽然只是外地来北京打拼的普通的年轻人中的一员，也已成家买房生儿育女，生活压力可想而知。唯一的姐姐在家种地，几乎所有的费用都是她一力承担。面对母亲病情的变化，面对我们反复的谈话，她表现得镇静而克制，理性而不失温情，能迅速理解我们婉转表达的意思，能清晰表达自己的诉求和困难，能平静和细腻地照顾母亲，能有礼有节地跟我说夏大夫你辛苦了要注意休息。

F本人也很可爱，和我母亲同岁。一个干瘦小老太太的模样，每天蔫蔫儿地躺在床上，你跟她说啥都是点点头说好好好，从不多问一句，难受也不闹腾。私下的时候就会悄悄问我，夏大夫你说我这病还能治不？不能治就别治了，我看闺女在这儿没日没夜的心疼……

我记得住院期间有病情变化的时候我在短时间内给病人做了三次骨穿，每次我说理由的时候F的女儿听完马上就说，做，没问题听你的。F也就耷拉下脑袋，翻翻眼睛，然后还是说来吧来吧……

虽然都说大夫对病人都是一视同仁，但是遇到这样善良的病人和家属，我总是不禁逼着自己使出浑身解数去想办法拉她一把，逼着自己把事情做得好一点，再好一点。

科里组织了多科查房，那是我在普内三个月来听到的讨论最激烈的查房之一。前辈们集思广益给我们支招，我们硬着头皮拿出了半试验性的治疗方案。现实生活不比电视剧，病人们是不可能像《豪斯医生》[1]里演的那样，接受一次次失败的试验性治疗，接受数目众多的昂贵检查而不对大夫失去信

1　一部美国医疗题材电视剧

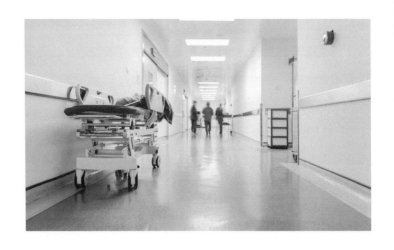

心，还能保持理性和风度的。在现实中，你失败一次，苦心建立起来的医患之间那点信任，就会轰然崩塌。我眉头紧锁地和F的女儿谈我们要上的治疗，坦诚地告诉她我们的困难和她妈妈病情棘手的地方，告诉她我所能预计的好与不好。F的女儿说，夏大夫你说的我都明白，就按你说的来吧，能好是我妈的造化，不好我们也尽力了。

万幸的是，病人和我们运气都还不错。治疗上去之后，病人竟然一天天开始见好了，体温逐渐恢复正常，生命体征稳定下来，氧合改善，血常规和凝血也逐步恢复。F逐渐摆脱了氧气和输血，开始和其他一般情况还不错的病人一样，在女儿的搀扶下没事儿在病房里遛遛弯。入院初期各项爆表的指标也慢慢回落到接近正常。

住院一个多月后，F终于成功出院了。出院的时候，我反复叮嘱F的女儿，因为病情并不十分明确，所以在未来还可能遇到困难，同时我们的治疗存在一定的免疫抑制效果，如果再发热马上来看病。F出院的时候说，夏大夫你说我到底该咋感谢你啊？我说，你就好好吃药，好好随诊就行。

一周后第一次随诊，主治大夫告诉我，F状态很好，各项指标正常。

只恨这世界上的美好，从不会怜惜人的诉求。

再过了两周后的随诊，主治大夫告诉我说，F近几天高热伴喘憋，他给开了胸部CT，加了磺胺，让我关注下结果，要是情况不好，赶紧收回病房来。

第二天是个周六，我因为惦记着这个事儿，一大早就打开医嘱系统找F的CT影像，当我看见那弥漫的云雾状渗出的一刹那，我心想这下坏了。因为病房没有空床，和主治大夫简短商议后，八点不到我就掏出手机给F的女儿打电话，我说："我是夏大夫，你仔细听我说，你妈妈应该是得了严重的肺部感染，你现在带上她和以前的资料，赶紧往医院来，我们给你联系监护病房住院。你手里有啥事情先放下，给她吃三片磺胺，然后马上来医院，到了给我打电话！"

我一直自诩是个还算镇定的人，哪怕是抢救的时候我也尽量让自己言语平静，但是我能感觉到那个时候，我的声音里的焦躁是显而易见的。在我内心里，不知道什么时候，对F一家人，我已经慢慢跨过了职业性的医患关系，开始把她们当作自己的朋友或家人了。F的女儿一如既往地决断迅速，说：

"好，没问题，我这就出门，十点前我就到。"末了补一句，"谢谢夏大夫。"

监护室的前辈们非常仗义，二话没说把F收了进去。我给病案科的朋友打电话，请他在大周末的时候把F的老病历调了出来。监护室的一线大夫收病人的时候想问病史，我说你就问我吧，我给你说。把F安顿下，我去和F的女儿交代病情，肺部感染的可能性极大，如果一线治疗有效，一切好说，她会迅速恢复。但是如果无效，后面二三线治疗不单是昂贵而且有效率更低，如果F的呼吸功能持续恶化就需要插管上呼吸机，到那时在监护室待着不光费用可能支撑不下去，病人拉回来的可能性就几乎为零了。你心里要划一道线，到什么时候你就撑不住了。还有插管的事情如果家人商议后决定不积极，我们有床就把你接回普通病房，这样你也能多坚持一些日子。F的女儿第一次在我面前抹了眼泪，说我明白了，我们商量一下。

一天后，痰病原学确认PCP[1]，一周后一线治疗效果欠佳，F的女儿签字放弃了有创抢救，病人吹着BiPAP[2]呼吸机被接回了普内科。

那个时候我已经转到了特需，对于F的治疗理论上我已不能再做干预，已经有比我更富经验的前辈接手了。我能做的

---

1 Pneumocystis Pneumonia，肺孢子菌肺炎
2 无创呼吸机的一种，用于自主呼吸无法维持氧合的患者

就是只要在不值班的时候，坚持下班了去看看她，在床旁和她拉拉手说说话，再和家属聊几句，回答一些琐碎的问题。

后来的故事是很让人悲伤的。在之后的两三周里，病房的大夫们尝试了二线三线的治疗，有些难以获得的药物也请主任出马从外地调了过来，但是F的情况仍然在不断恶化，终于在七月底的时候，走到了灯枯油尽的地步。

一开始我去看她，F还能跟我说几句话，汇报下体温和呼吸的情况，但是渐渐地，连抬手睁眼的力气都没了。BiPAP的条件不断上调[1]，到最后100%地吸入氧浓度也只能维持氧合90%左右。喘憋厉害的时候，躁动不安，需要间断使用吗啡……

这过程中有些非常艰难的抉择，F的女儿总会找我商量，我说了很多，但是总结下来不过一句话，妈妈总是要走的，要么眼下要么未来，你要做的决定，不过是即便妈妈眼下就走了，在若干年后的某个夜里你做梦想起她，醒来后你会坦然地对自己说，我当时的决定对得起我妈！F的女儿一如既往地心领神会，哭着点点头说我明白了。

7月28日上午我接到F女儿的电话，说她们准备带病人回去了。我火速奔到普内科，见到F女儿的时候，她已经哭得一塌糊涂了。她说，我们知道我妈是不行了，我们也知道以现

在的情况，平安转运回老家的可能性极小，但是我妈还清醒着，她说我要回家，我实在不忍心啊……

我说，我明白，如果你们已经答应了母亲，想明白了，那就这样吧。

F的女儿又说，这些天，谢谢你了夏大夫。我看你每天实在是太累了，请一定注意休息。我妈这回是过不来了，但是将来还有别的病人需要你……说完就抱着我号啕大哭……

我拍拍她说，我都明白。

F躺在病床上，吹着BiPAP，一动不动，因为长期吹无创呼吸机，颜面部都已经肿胀，监护仪上的数字异常难看。我以为她睡着了，于是静静走过床旁坐下，轻轻地拉起她的手。然后F醒了过来，睁眼看着我，花了十几秒的时间认出来原来是我。我说，我来看看你。F张嘴做了几个口型，终究没有发出声来，我也没能认出她想说什么。紧接着，她就开始流眼泪，呼吸变得急促，监护仪上的数字变得更加难看。我赶紧起身说，别激动，和呼吸机好好配合! 你家里人和大夫们在帮你安排回家的事情，都会好的，别担心。我也不确定F是不是听懂了我的话，呼吸比刚才稍好了一点，她又闭上眼睛，用尽全身的力气去呼吸。

我尽力保持表面的冷静，但是心里已然是悲从中来，再待下去我觉得我的情绪也要崩溃了。于是我转身准备离开。然后突然发现，F拉着我的手不肯放，我回头去问，怎么啦? F再一次睁开眼睛，两个手都拉着我的手，给我开始作揖! 我一下子明白过来，刚才她是想跟我说谢谢! 她在自己生命垂危的时候竟然还想着要和我说谢谢！我的情绪再也绷不住了，眼圈也开始红了。我说："没事没事，我明白了，你赶紧歇着吧。"F终究是没有力气了，两个手耷拉下去，再一次闭上眼睛，努力呼吸。

我出门和她女儿打了个招呼以后，落荒而逃。

当天下午，F就离院了，回了她的家乡，她在生命最后时刻最想归去的地方。

到这个八月，我工作就满三年了。三年来，见过了许多生离死别，我自认为早已被生死场打磨得冷静甚至冷酷。但是，遇到这样的病人和家属，我还是会不自主地代入自己。前辈们总是告诉我，要把自己剥离出来。但是单纯的职业式的关心，与把病人当作自己家人一样的关心，是不一样的。"不疯魔，不成活"一直是我所笃信的，在临床上玩命地干也让我成为了病人信赖的大夫，但同时让我心力交瘁。到最后，是不是我只能变得慢慢冷却下去，或者我有一天实在熬不住离开这个行业，哪个是我的归处，我真的不得而知。

对于病人和其所在的家庭，在和生老病死这些强大的自然规律对抗的过程中，何时应该咬牙顶住压力前行，何时又该放手顺其自然，到底怎样才是病人最好的归宿，才能让家人不在若干年后的深夜里泪流满面地怨怼自己，我相信每个人也有不同的答案。

人生苦短，何处是归程，也许只能自求心安而已了。

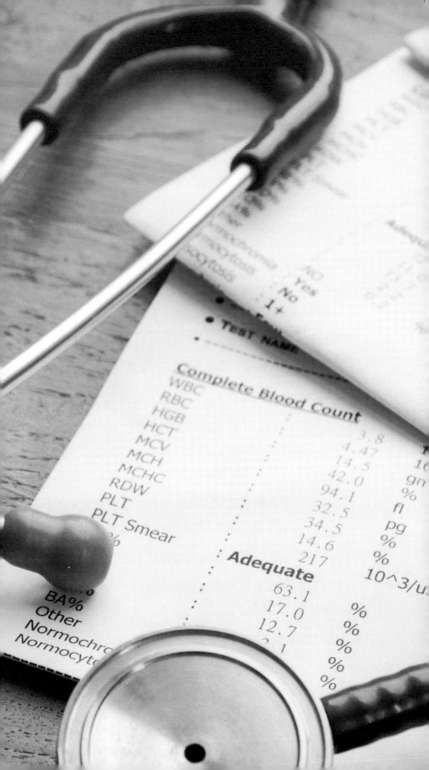

Complete Blood Count

TEST NAME		
WBC	3.8	
RBC	4.47	
HGB	14.5	gn
HCT	42.0	%
MCV	94.1	fl
MCH	32.5	pg
MCHC	34.5	%
RDW	14.6	%
PLT	217	10^3/u
PLT Smear	**Adequate**	
	63.1	%
	17.0	%
	12.7	%
BA%		%
Other		%
Normochro		
Normocyto		

NO
Yes
No
1+

第一张处方

自得麒乐

一

每逢节日，总能收到一个病人母亲发过来的祝福短信。

尽管患者已经去世1年多了。

2013年1月，我在轮转期间，认识了这一家人。病人31岁，结肠癌术后1个月，复查发现肝转移。我并不是她的管床医生，我和这家人结缘，最初仅仅是几个值班。

第一个值班，病人刚做完经肝动脉的转移灶栓塞和化疗，术后明显的肝区疼痛，我不过是给予了一些安慰和必要的解释，但就是这样，一家人认定我是一个好医生——因为我在询问病情的时候握着病人的手。

第二个值班，病人发热，我给她用了洛索洛芬[1]，后来病人再发

热她母亲都会发短信问我当时开的什么药，好让值班医生给她开。

第三个值班，是个大年初四，化疗骨髓抑制[1]上来了，而且一天两次打升白针[2]，白细胞继续下降。那天患者父母几乎哭着问我是不是没救了，我说一定能上来的，现在只是时间未到，再等等。两天之后，白细胞终于开始回升。

就这么三次值班。

后来我转到其他科室了。再住院的时候他们家却总不忘给我带点东西表达感谢。

我一直不安，自己何德何能？

二

记得某次看一名外地医生给病人做诊断性刮宫。我作为见习同学都看得出来操作有一些不规范之处，但是做完操作之后，病人却说："我第一次遇见你这么好的医生！"

患者评价医生，往往看重态度，而医生的医术和职业道德往往是不容易显露和为外行人所了解的。

患者作为一个非专业人士，操作规范不规范有没有错误是看不出来的，开的药和检查合适不合适是无法评判的，治疗措施对不对是无法知晓的。

病好了，不一定就是医生水平高，而病人死亡了，未必是

1　此处指骨髓中的血细胞生成减少
2　是一种刺激骨髓造血细胞，加快速度生成白细胞的药物的俗称

医生水平低。

所以病人说的"这么好的医生",往往是多了点耐心,回答病人那些在专业人士看来非常普通的问题,或者,医生只是在适当的时候,给病人说了几句宽慰的话。

但是,这一来自病人的感激或好评,从一个侧面反映出当医学发展越来越走向技术化和专业化的时候,医学最初发源时那份以人为本的仁爱,是否也日益变得稀缺?

医学越来越有深度,却越来越没有温度?

协和医院妇产科郎景和院士说:

"医生给病人开出的第一张处方应该是关爱。"

我们还记得这张处方吗?

三

再回头说那个握手的动作,那其实是一个职业的习惯动作,作为给病人的第一张"关爱处方"还是远远不够的。

记得在那个科室轮转时,我们两个人值班,一人管一半病人,多数病人病情也不算太重,所以有时间在晚上七八点的时候把所有病人都看一遍,主要目的是大概判断一下这个值班哪些病人是需要重点关注的,顺带跟病人和家属简单地聊一两句。

所以这张关爱的处方,并不是多么特殊,而是这个职业要求的一个组成部分。

在欧美医疗体系里,更多是讲"职业素养"。

包含实实在在的细节，比如医院电梯里不要讨论病人病情，作废的记录了病人信息的病历纸要专门处理，进入病房先征询病人同意，所有的医学讨论不是当着病人面而是出门之后……

这些"职业素养"，是可以通过课程去学习和传授的。

四

2014年大年初九的时候，又收到了患者家属的短信，说一直在处理后事，送一个迟到的新年祝福，再次表示了感谢，同时希望以后还是朋友。

那时候寒潮已经席卷了大半个中国，但这条短信，却很温暖。

其实后来那家人给我送各种小吃水果，我都因为受之有愧的感觉，会专门在下班时间找病人聊一聊。

第三次化疗后复查的结果，他们拿给我看了之后，我很直接地跟他们说，其实继续化疗意义已经不大了。

于是因为这句话，病人没有再接受后续化疗。

最后一次看见病人，她刚外出旅行回来。患者戴着一顶短款的假发，显得很精神。

在那年平安夜，他们送给我一个巨大的姜饼屋。

医患关系本质其实还是人和人的关系，你以诚相待，我真心付出。

当人与人的信任不再，那种感情的互动不再，如何去虚构一个桃花源，描绘医患和谐的传说？

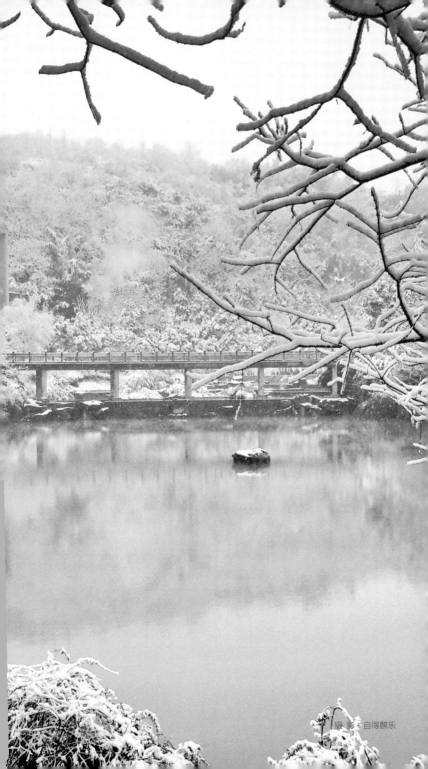
摄影·自得麒乐

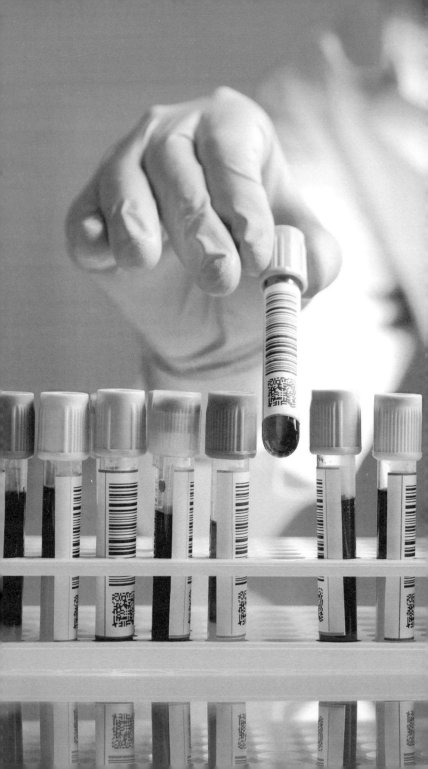

抽血拉锯战

自得麒乐

　　说起抽血，忍不住想起在求职季的时候室友给我讲的一个超级囧的笑话：他那个单位有场笔试，笔试的最后一题，要求写出自己最擅长的手术或者临床操作。

　　这种题目，对于北京协和医院八年制来说，简直就是一万点"伤害。"

　　可人家就是这么来挑博士的啊，又不能因为你是八年制单独给你命题。

　　于是，经过深思熟虑，我室友默默地写上了：抽血、扎血气。

　　PUMCH见习要过的第一关就是给病人抽血。

　　第一次抽血的时候，"抽不出来怎么办"的紧张，远盖过早上5点多就起床的倦意。

　　用口罩掩饰自己的不淡定，可是所有的不安，已经在眼波流转间暴露无疑。

一针下去没有顺利见到回血，顿时脑海里的小剧场已经一片沸腾。

小人A提着建议："再往深处走一点会不会有？"

小人B操着手冷冷说："万一是已经深了穿透血管了呢？"

"不是啦，我觉得是穿刺的时候没有按住，血管滑到一边去了。要不你再摸摸感觉一下走行方向？"

"你别乱试了，赶紧退出来吧，你试来试去病人多痛啊？"

"可是退出来了怎么厚着脸皮再扎第二针呢？"

"要不直接放弃吧，去找护士姐姐帮忙？"

"会不会被护士姐姐鄙视啊？"

……

万幸，就在准备放弃的时候，竟然看见了暗红色的血液出来了，赶紧固定蝶形针柄连接上真空采血管。

咦！——怎么又没有血出来了？

无比沮丧地退针，却见穿刺点血一下涌出来了。

慌乱间直接就用自己的手指压上去了，一压上去才发觉到这不妥，患者脸上是大写的惊叹号，隔壁床的大妈直接就问了："今天早上抽血就你吗？能不能换个人啊？"

转到内科才发现，真正的挑战在这里。

多数内科患者病情复杂、高龄、血管条件差，抽血难度比外科患者大。

而且内科患者不像外科周转得那么快，而且在住院期间基本不只抽过一次血，有的病人一住就是几个月，比我们这些见习实习医生待的时间都长。

当某些患者"被抽血"的经验比我们这些菜鸟实习医生抽血经验还丰富的时候，被患者"教育"的事就难免了。

更有一些老病人，会"热心"地跟新病人传授经验，说某某某大夫抽血不行。

于是内科抽血，成了一场没有硝烟却危机四伏、斗智斗勇的拉锯战。

"李大夫，32床又发热了。"跟着高几届的师兄值夜班，护士进来说。

32床是那个发热待查的患者，目前住院一周，诊断仍然不清楚，感染可能性大，血液系统疾病也有一定证据支持，自身免疫病看着也有可能性。

这次发热的时候，患者出现了明显的寒战畏寒症状：这是通过抽血查血培养，查找可能引起感染的病原菌最好的时机！

师兄立即医嘱开出了血培养，但是病人和家属却极不愿意配合。

"医生，住院都住了一周了，抽血都抽了四五次了，现在又要抽血。"家属语气里的不满，显然是连掩饰一下的打算都没有了。

"本来人就不好，血都要被你们抽干了。"病人的声音因为病情的原因显得有些微弱。

"每次检查都要花几百块钱，住这些天都快花到两万了，光抽血都花了四五千了，到现在什么病都没有搞清楚。"

患者和家属一唱一和，护士推着抽血车左右为难，眼神向师兄发出求助的信号。

"阿姨，你们到我们医院来是希望什么呢？"师兄问。

"当然是希望病早点好啊！"

"你之前去看过几家医院了，是谁让你们来我们医院的啊？"

"前面看过四五个医院了，都不行，最后都让到你们医院来，所以才过来的。"

"阿姨，所以您看，您的病情就是特别复杂，所以才来的。我也特别希望看一眼就知道您是什么病了，不用做这么多检查，可是我们也不是神仙，这真的做不到啊。只能从您的检查结果，去一点点找您的病因是什么。您现在出现发热，还觉得冷，这正是我们做血培养最好的时候！这个时候抽血，最有可能出有意义结果，帮您早一点找到病因所在，才能对症用药，让您早一点康复啊！您要是不配合抽血，这个机会错过了，又会延误治疗，又会多花钱，您看是不是更不划算啊？"

"可是血培养昨天才抽过一次啊！"

"怎么说呢？就好比是打鱼，你只把渔网投进去一次，可能捞不到东西，但是多投几次，能命中的可能性就会明显增加。而且，血培养可能受到皮肤或者其他原因的污染，导致结果不准确，而多次复查互相比较印证就显得非常重要。"

师兄这番话一说，病人和家属没有再吭声。

"这个检查不会抽多少血，做完这个检查我们就会给您用上一些药物，让您没这么难受，您说好不好？"师兄的语气像在哄小孩。

尽管极不情愿，患者还是伸出了胳膊，同意抽血。

"病人和家属也真是矫情，抽血能抽多少，怎么可能贫血？"回到办公室，我说。

"会的，内科患者住院频繁抽血确实是会引起血红蛋白水平降低的。"师兄话锋一转，顿时又显出协和学术男的气质，"所以现在国外有的医院在采用更小的真空采血器来做检查，同时有的还在尝试用同一个血标本做更多的检查。"

"那我们为什么不可以呢？"

"不同颜色的真空采血器，其实代表着不同的抗凝条件，对于不同的检查要求是不一样的。比如说凝血检查，它对血标本和其中抗凝药的比例是有要求的，所以在那个管子里，血多或者血少了，都会导致结果不准确，检验科会直接要求重新送。而血清检查并不需要多少血标本就可以做，所以有的检验抽血的时候没必要把真空采血器抽满。"

"感觉又学到好多实用技能。"

师兄笑笑，话锋又一转："你来说说什么时候应该抽血培养，结果怎么判读，如何避免污染，如何提高成功率，需氧培养和厌氧培养的瓶应该先抽哪一个？"

这简直就是特别协和的一幕，你永远不知道你的上级医师会从哪一个切入点出奇不意地"偷袭"，对你的临床知识展开一番"吊打"。

尽管经常被虐出"心理阴影"，但这也是协和让一个医学生快速成长的秘诀。

师兄耐心地帮我梳理完血培养之后，开始关注今天新收的患者。

"新患者明早的抽血我已经开好了。"我颇为自得地说。

"你给患者开的急诊肝功？你知道急诊肝功和平诊肝功检查有什么区别吗？"啊？还有区别？我心里想。

"你为什么要给病人查血型呢？"这？难道不是入院常规检查吗？外科病人都这么开啊？

"你还给病人开了胸片？这个病人明天要做肺部CT的，你再开个胸片不是重复检查了吗？"

"你不觉得这个病人还应该查一个PCT[1]吗？"

……

我又被师兄新一轮的提问虐得"七荤八素"，但心底却涌出一份感动：

在开每一个新病人化验检查时，他们在反复考虑着是该一

1　降钙素原，是一种评估细菌感染的手段

次多开点以免以后病人少被针扎几次，也避免病人以后不依从，还是走一步看一步以免病人花钱做一些事后回顾时觉得其实不那么必要的检查。在患者和家属那里，也许只看得到一张张检查化验的单子和账单上冰冷的数字。他们看不到这些背后的考虑和纠结，以及那一颗颗真诚而善良的心。

如果当年是我去回答那个笔试的问题，我会填什么呢？

也许直到毕业，协和也没有教会我最擅长的手术或者临床操作，但是教会我的东西，比任何手术或者临床操作都更重要。

那是一种思维模式，以及这种思维模式背后的医者仁心。

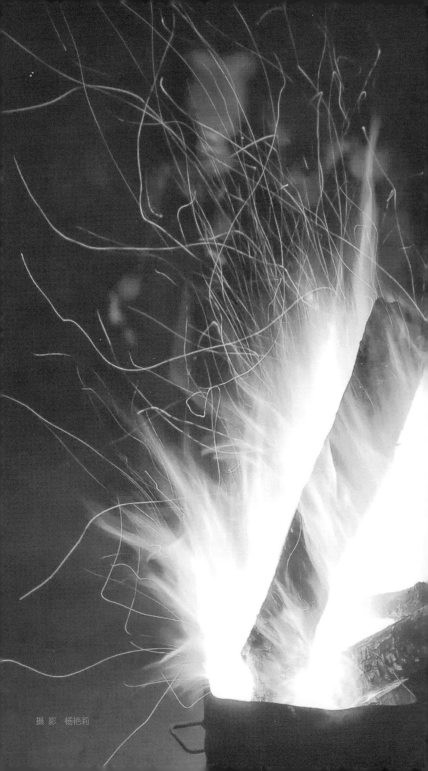

摄 影 杨艳莉

寻找医院的温度

自得麒乐

一

那天我到手术室有些早，整个手术室就我和躺在手术台上的病人，心电监护的声音，是唯一的旁白。

低头处理自己的事，无意间注意到，病人开始发抖，手术室的温度通常都在18~21℃，于是我问病人："你冷吗？"病人有些尴尬，说："不冷，只是控制不住。"

突然觉得，我们是否一直忽视了病人的感受：在陌生的环境，把自己的身体交给一群陌生人，面临不可预知的结果，而这些人多数时候都在自顾自地谈笑风生……如果我是病人，会不会也会控制不住地害怕和恐惧？

冷的，也许不是环境的温度，而是心理的温度。

二

换位思考是一件很难的事。

医生无法知道，他面前的那个患者，曾经经历过多少长途跋涉，跟号贩子们做了多少斗争，在门外等待了多久才得到这次看医生的机会，最后得到的只是匆忙几句话，甚至简单地一句"排队等住院，现在没床"。

同样，对于患者，他愤怒于在迷宫一样复杂的医院，怎么向医生问个路都没有笑脸相迎，而是一句"我也不知道"。但他不会知道，这个医生也许正急匆匆地赶去病房查看一个病情突然变化的病人，而且他确实不知道医院每个科室的位置。

他愤怒于下班匆匆出来，还遭遇堵车好不容易才赶到病房，想找医生问问生病的家人的病情，却被冷冰冰地训斥说明天自己找管床医生问去。但他不会知道，这个医生也许刚完成一台持续六七个小时的大手术，此刻口干舌燥饥肠辘辘还得晚上加班忙着完成因为手术而耽误的各种事，更何况他本来今晚既不是值班医生也不是管床医生，要说病情自己也得从头看一遍，还得说话小心翼翼以免在治疗方案这样的关键问题上发表一些不恰当的评论。

他愤怒于自己的亲人连夜转运到医院想要住院，央求哪怕睡地上都行，医生却冷血到见死不救，因为没床就打发到急诊去留观。但他不会知道，这个医生一晚上已经连续收进病房几个重病人，夜班就这么几个护士值班已经忙得不可开交怨声载道，连心电监护仪、输液泵这些设备都是打电话从全院各个病房借的，再要用连上哪儿借都不知道，而且经过询问和查体，判断这个家属眼中不住院不行的病人，确实可以安全地先在急诊室留观。

......

没有一个患者或家属到医院纯粹是为了挑衅找茬吵架斗殴的，他们只想解决他们最关心的问题，而医护人员是他们首先似乎也是唯一能想到的求助对象，更何况那身白衣总被赋予那么多神圣的意义。

但是白衣之下的医护人员也还是普通人，他们不因为白衣就可以化身超人，无所不知无所不能。他们也会倦怠，也会无奈，甚至也会有情绪。

我也曾不止一次地冲患者和家属发火，尽管每次之后心里都有些歉疚，因为那不是我的本意。

只是控制不住。

医护人员的心，同样也需要温度。

三

多年前，lancet师兄曾在我的一篇日志里留言，说："目前这个医患关系，这个医疗环境，这个充满敌意的舆论论调的背景下，还穿着白大衣，站在医院里的人，多少都应该还是有爱的。"

人都是有感情的。医生对患者是不是好，是不是真心在关怀，病人是感觉得到的。

同样，病人和家属是不是信任医生，是不是真的感谢医生，医生也是感觉得到的。

见习的时候曾经听领导跟一个卵巢癌既往史现发现肝、结肠有疑似转移灶的病人家属谈话，在说完"我们考虑转移可能性大，认为病人现在手术治疗意义不大，建议转肿瘤科化疗"之后，却被家属反问一句："如果不是转移而是原发病灶，耽误了治疗谁负责？"

我觉得作为医生真的挺伤心的：一个医生在跟你谈话之前，会不考虑这种可能性吗？会不权衡利弊就盲目地让病人去转肿瘤科吗？这样一句质问包含的敌意，医生会感觉不到吗？医生在感觉到这种敌意之后，会本能产生自我防卫的心理不是自然而然的吗？貌似在为病人争取手术机会的行为，反而让医生马上转换思路变成怎样把这样可能制造麻烦的家属赶快送走，真的对病人有利吗？既然你也承认自己的医学知识有限，但是你自以为是的精明，是在爱病人还是在害病人呢？

医院是个小社会，这里的温度，不过是社会温度的延续。

你感受到的温度，不过是你付出温度的传递。

四

医院如果是个小社会，那么只有两个角色的社会，是不正常的。

如果医院有足够多的导医和志愿者，足够醒目清晰的标志引导，那么患者不用去抓住医生问路，因为在形形色色来去匆匆的人当中，白大褂是唯一可以确定的区分标志。

如果每个家属都知道通过怎样的途径预约和医生进行沟

通和交流，或者像美国医院一样有专职的社工来做这样的事，那么患者不用到办公室去拽着医生问病情，因为那是他唯一能找到的专业人士。

如果病人在转运前就能通过良好的途径联系沟通好床位的问题，如果医院的运作流程会在急诊先进行有效的分流而不是让值班医生一人来独自处理他不可能独自处理好的床位问题，如果护士排班制度有应对紧急情况人手严重不足的预案，如果医院能提供紧急状况下解决设备不足问题的预案措施而不是值班医生和护士一个个病房自己打电话去寻求帮助……

如果医院的流程环节更合理和人性化……

如果可以，医院会更有温度。

五

后来有一天，我们成了整个手术室的"值日生"——也就是最晚结束手术的一组人。

离开手术室的时候，我突然心血来潮地到一间空手术室，打开无影灯，躺在手术台上。

手术台真的很窄，想到即将到来的手术，那种恐惧，真的控制不住。

只希望能有一句话的鼓励，只希望有一双手的安慰，这些都不能消除恐惧，但是会让我感受到温度。

是从一颗心，传递到另一颗心的温度。

04 都是天使惹的祸

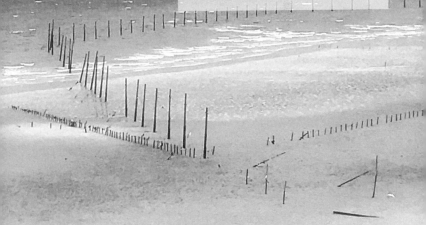

电视剧《都是天使惹的祸》里，李小璐饰演的林小如历经坎坷，终于成长为一名正式护士。每年护士节，辛劳付出的白衣天使便"一年一度"地进入了公众视线。护士的工作常态是怎样的？作为护士，是如何理解疾病、理解工作的？作为医生，是如何看待护理工作的？

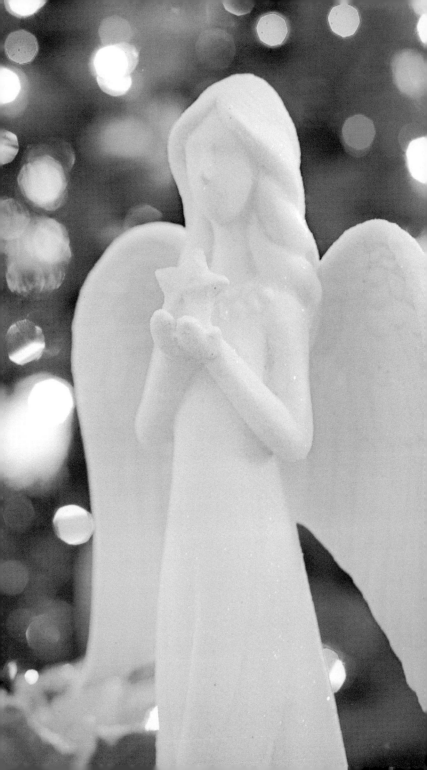

有一天我们谈起护士无关美丽和善良

自得麒乐

如果谈起护士你会想起什么？

白衣天使？

美丽善良？

说来惭愧，作为医生，我至今都没弄明白护士排班是如何排的。只是有一天我突然注意到凌晨2点到8点6个小时的时间病房其实只有两名护士，而她们要负责整个病房五六十个病人。那一刻我才意识到护士工作的繁重，是常人所不能想象的。

病房其实是一个母系社会，护士是病房的管家。医生的流动比护士更大，在病房的时间也没有护士多。

护士是病人病情的第一观察者，某种程度上来说，护士了解病人比医生更多。

护士不仅是医嘱的执行者，对于经常在轮转的住院医生，刚换到一个科，因为不熟悉录错信息是会有发生的，这些问题多数都是护士发现矫正的。

在急诊抢救室等特殊场合，对于新手来说，有经验的高年资护士绝对是各种突发事件最好的助手，她们会用丰富的经验有条不紊地协助开展救治工作。

只是病人最后出院的时候，多数时候感谢的是医生，而对护士却缺乏应有的感激，在很多人眼里，她们不过是住院期间被呼来喝去的"小护士"。

对护士这个职业尊重的缺失不仅在中国，在其他国家也同样存在。

个中原因一方面源于常人对护士工作的不了解，一方面也源于护士这个行业对自身定位的模糊。

说起南丁格尔，我们宣传放大的是"提灯女神"的形象，却忽略了南丁格尔能取得如此历史地位，靠的不是颜值和善良，而是专业。她通过大手笔整顿和改善战地医院混乱不堪的管理体系和糟糕的医疗环境，大幅度降低了伤员死亡率，改变了英国社会对护士价值的重新认识。随后正式建立护理制度，创办正规护士学校，这一系列的活动，第一次将护士从简单的照护料理一类工作上升到疾病与健康管理的专业高度。

从她之后，护理不再是没有门槛随便什么人都可以干的职业，而是需要经过专业培训的学科。

遗憾的是，在医学飞速发展的同时，护理学却显得没能跟上脚步，甚至在行业发展定位上，护理没有向更专科化专业化进步，却一转身回到关电视关门窗换床单剪指甲泡脚洗头这样毫无技术含量的时代。

护理向着专业化的再出发，是非常必要而有意义的。

医学学科细分，治疗手段和方式的发展和多元化，使得医学对普通民众的知识门槛越来越高，更需要专业的护理指导。护理与时俱进的专科发展，真正成为患者健康的全程管理者，才能更好地体现"护理"应有的价值，也才能获取社会对护理这一职业真正的尊重。

曾记得，实习在外科，有一次一个病人没有男家属，把病人从手术室的平车抬到病床上的活，作为当时病房里唯一一个男性——也就是我——肯定是要参与抬病人的，但是很囧的是我当时没有搬动，然后就上来一个比我瘦小的护士把我赶到一边去，四个护士把病人抬过去了。当时那个护士跟我说："哎呀，小孩子还缺少锻炼啊！我们现在，抬个200斤的病人，没问题呀！"

每一个护士，在走上这个职业岗位前，都有着女人的柔弱、敏感。但是因为职业的磨炼，她们都被迫百炼成钢成了"女汉子"。护士这个职业，奉献的不仅是爱与善良，更是专业、敬业、精益求精。

尽管我提到护士，多用的是"她们"词，但是越来越多男护士的进入，已经改变了传统的性别定位，也代表着对护士职业角色和价值的重新认识。

而我希望这是一个开始。

后　记

这篇文章最初在人人网上发布的时候，我看到了这样一条评论：

"有一天我们谈医生无关妙手回春，有一天我们谈教师无关蜡炬成灰，有一天我们谈教授无关求索真知，有一天我们谈导师无关终身为父，有一天我们谈警察无关舍生忘死……

有些时候，职业只是职业，是一个职业化的概念，要不要加入情感化的成分，完全看个人。所以行业发展到高度成熟的时候，你会看到对你温润有礼的医生，他不一定内心柔软，他只是职业化，你的死活他完全不关心。解析一个事物，要先从分离变量开始……

总之，很多工作就是良心活儿——你要做成什么样完全看你自己内心的抉择。"

我想很多医疗行业从业者，在选择这一行业的时候，多少有一些感情因素，但是这却越来越成为外界对行业的道德束缚，成为每个从业者不能承受之重。

将职业精神和情感进行割裂，我不知道这到底是对还是不对。只是，我依然希望每个医疗行业从业者心中仍能保留着一份内心的柔软。

哪怕这份柔软从不被激赏，

哪怕这份柔软会让我们受伤。

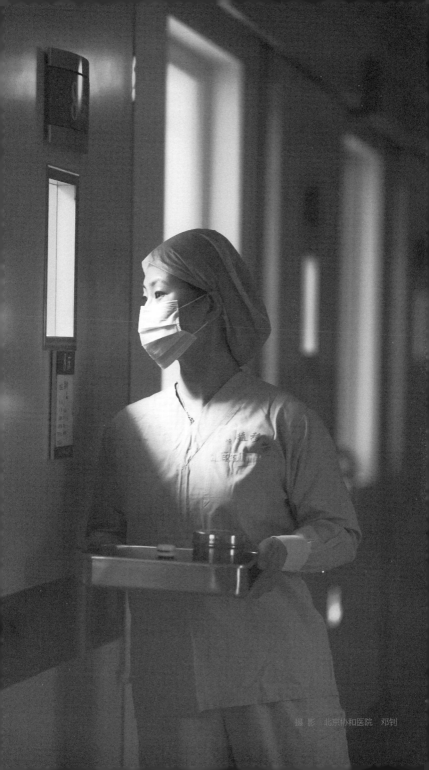

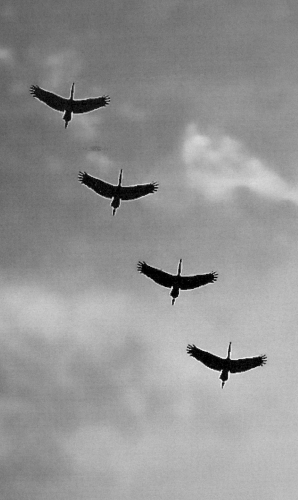

飞鸟

张潇

入职工作已经6年，如果把自己比喻成一只飞鸟，现在的我虽不是羽翼丰满，但也已经褪去嘴角的鹅黄。

刚入职时笨手笨脚，经常出小差错，典型的"倒霉熊"的化身，直到现在看到一些呼吁临床人员宽容实习同学的文章，仍然能立刻感同身受。不知何时，我的护理工作逐渐做得顺风顺水。临床对护理工作的要求是要严谨、一丝不苟，天性自由散漫的人不适合这项工作，追求完美、注重细节的人更适合这一行。体力好也是做这行的"标配"，试想弱不禁风的你，每天12小时的监护室工作，每周2个夜班，面对随时的抢救、胸外按压、每两小时给病人翻一次身、叩背，能承受住吗？你的身边潜伏着病原，体弱的你逃脱不了病房的每一次流感，医院真的是一个格外需要"女汉子"的地方，单从体力来讲，这也是男护士受欢迎的原因之一。

护士要适应周围人的不理解。"下班约会吧！""我要上夜班。""周末一起看电影去！""那天我考试。"医护人员爱情的小船说翻就翻。"国庆一起去旅游吧。""我要值两个白班加一个24小时。""周三我休息，咱们可以聚聚。""周三我上班啊。"医护人员友谊的小船说翻就翻。爱情、友情中一定有互相的迁就、体谅，然而医务人员特殊的工作性质，与正常作息时间背道而驰，要求别人百分百地迁就自己，必然就有以上说翻就翻的小船。面对广泛存在的不理解，面对一次简单的约会都需要反复协商时间，面对绝然离去的背影，你要学会适应，大浪淘沙，留下的友情、爱情一定是最珍贵的。

我对父母是歉疚的。由于工作原因，孩子都要母亲帮我带，母亲年事已高，又有高血压，腿脚也逐渐不利索，带孩子格外辛苦。更何况我隔三差五上夜班，夜里也需要老人带，孩子每晚都要喝两次奶，换两次尿布，母亲不分日夜地忙着，我真是于心不忍。爸爸曾经因为关节置换术住院，但是我由于上夜班也没时间去陪床照顾他，至今我都愧疚不已。虽然我人在医院上班，父母平常头疼脑热却从来都不麻烦我，都是在家附近的社区医院看，他们知道我加号也很不容易。我对孩子也同样心存愧疚，平常陪她的机会极少，每次上夜班出门都要趁她不注意，生怕被她发现，她最常说的一句话就是："我想让妈妈陪我睡……"

医生临床工作繁忙，每当我下白班准备走出病房时，看到医生们聚精会神写病程、严肃地与家属交代病情、认真地给新病人查体，他们今天可能还有长长的待办清单……看到这些，我都会在心里小小地庆幸：还好我是护士。医护人员是互相协作、相互帮助的关系，医生亟需护士分担压力。护士相对医生有更多动手操作的机会，动手能力也相对较强，护士应该在这种专业操作上发挥自身优势——留置胃管、深静脉插管，甚至气管插管等。也许这些操作对护士是挑战，却可以增加护理的专业价值。许多人都羡慕注册护士（RN）是美国最受尊敬的职业，那是因为RN承担了巨大的责任，她们是医院的主人，具备独立的判断能力，迅速实行有效的护理措施。只有医护专业水平更加接近，护士才可以更多地分担医生肩上的重担。只有护理更加专业化，才能逐渐脱去"护士只会打针发药"的标签。

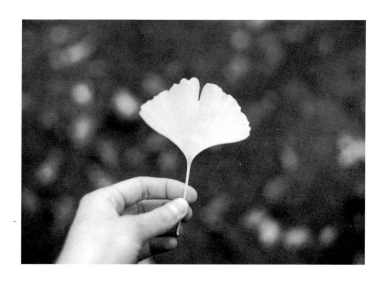

护士相对医生，与患者有更多的交流时间，在心理护理上具有更大的优势。也许一句暖心的开导，就可以温暖一个冰冷的胸膛；在卧病在床的每一天，他都知道有一双温暖的手在照料他；在得知化验室异常指标居高不下的每一刻，他都知道有一个柔弱但坚定的身躯与他并肩作战；尽管我们无法隐瞒预后很差的诊断，但我们可以是阻挡病魔肆虐的一道防线；面对生活绝望的患者，你的恻隐之心给了他活下去的勇气，愿每一个患者都可以生活在暖阳下。

哪怕前路寂寞、孤独，我仍要虔诚仰望着山巅。工作这些年，身边也有同事辞职转行，工作压力大、夜班辛苦、家人不理解、护士的社会地位不高，不知道哪里是压倒骆驼的最后一根稻草，现实也许与理想相差甚远，然而理想只是暖箱中的婴孩，禁不起外面的风雨。放弃容易，坚持却是勇气，支持我的勇气的也许只是患者贴心的一句问候，我要走下去，越是有人歧视护士，我们越要活得高贵。

有记者问科比："科比，你为什么如此成功？"科比反问记者："你知道洛杉矶凌晨4点的样子吗？"记者摇摇头。科比："我知道每一天凌晨4点洛杉矶的样子。"患者不知道凌晨4点的病房，家属也不知道凌晨4点的病房，护士们知道每一天凌晨4点的病房。它是夏天已经蒙蒙发亮的天空，它是路上稀疏的车影，它是透过紧闭的门窗都能感受到的寒凉，安静的楼道不再有忙碌的医生、外勤，凌晨4点，我准备迎接早班的繁忙。

护理行业的发展依然面临问题，面对护理人力资源的相对短缺，我们如何提供更高质量的护理？面对居高不下的离职率，如何提高护理行业的吸引力？面对长期的职业认同度偏低，如何提高护士的社会地位？与医生清晰的职业晋升相比，护士的职业道路如何更好地规划？高龄护士无法适应紧张的一线工作，她们的对应岗位在哪里？太多的问题需要思考、解决。

"夏天的飞鸟，飞到我的窗前唱歌，又飞去了。"时间走了，悄无声息，你我犹如划过天空的小鸟，没有一丝痕迹。生命愈是短暂，人生愈是要翱翔，为广袤草原里那一朵盛开的花，为有一天可以面朝大海，为那颗不停跳动的年轻的心。

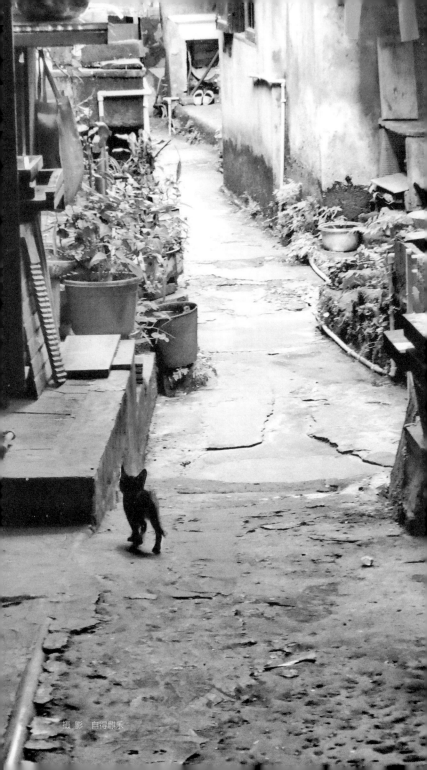

摄影 自得農乐

『我还能活多久？』

宋晓璟

2016年2月15日6点45分，北京仍是冬天的气派，得靠着黑咖啡才能提神的又一个早晨。在地铁上，我收到了一位老病人的信息，要送给全体感染科的医生护士们。HIV感染加上淋巴瘤化疗，印证了那句话，痛苦会催生好的诗篇：

我不能以诗歌的名义，

占领我这整个冬天。

我不想以燃烧的方式，

掠夺我的缠绵。

这冰冷或温暖的茶啊，

还要伴我数年。

隔着这降温的夜空，

我感到心里的升华。

这分明是春天的意境，

这分明是一份无语的留恋。

协和医院旁，窄窄的柏树巷子里，

驻扎着我难忘的时光，

一不小心，

也就爱上了我的似水暮年……

日子走得和你一样慢，

慢得没有了季节与时间。

把清晨打开，

再冷也是春风拂面。

把黄昏打开，

更珍惜这掠过的一、二、三期步履蹒跚。

时光的最深处，

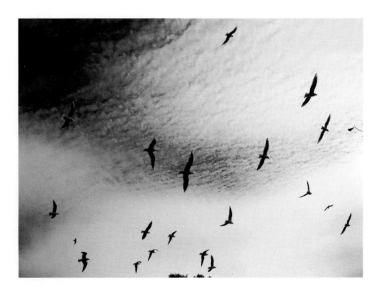

我看见或看不见的都是遇见，

都是满心的期待与柔软……

此刻，我醉心于你的目光如炬。

感觉你在向我召唤。

此刻，你把我写成了二月的诗篇。

感觉五月的风也在把我召唤，

知道吗？我有着多少，对人生美好的眷恋，与浪漫……

　　这是一位 62 岁的男性病人，检查到 HIV 感染的同时，发现了淋巴瘤。这首诗写成正是在他完成第二程 CHOP[1] 的休疗期。诗中可以看到他的细腻、他的感激还有对生命的无限留恋和渴望。不同于艾滋病门诊的一般患者，第一次见面，是受感染科医生委托，背着电脑和资料到病房为他做 ART[2] 治疗前的咨询，这是一个理智、克制、极为敏感的人：穿着病号服，扣子系得一丝不苟，虽然刚做了骨穿，仍然平整如新的床单。眼神里有着沉沉的压力。今天咨询的目的是让他了解即将开始的 ART 治疗的目的，以及依从性的重要性。说明了来意和身份，我陈述了病人隐私保护的原则，经过他的同意，把他的夫人和儿子也请到床边一起旁听。打开 PPT 的第一页，罗列着初诊常见的问题，"我还能活多久？""要怎

1　一种化疗的治疗方案
2　Antiretroviral Therapy，抗逆转录病毒治疗，是治疗 HIV 感染的一种手段

么治疗？""会传染给别人吗？""和家人生活在一起需要注意什么？""我还要办理什么手续？"看到这里他取出了老花镜，显然这是说到他的心里了。患者的学历是本科，这让我们接下来的交流容易了许多。对于还能活多久这个问题，我没有办法给他完美的答案，因为专业的限制，我只能提供欧美国家基于HIV感染的关于存活时间的一些研究结果。但是这个病人更为特殊，HIV感染的情况发现得相对比较晚，现在还存在淋巴瘤的问题，淋巴瘤的治疗效果可能对这个问题的答案影响更大。但无论如何他还是有机会，活下去的机会，对任何一个病人来说都弥足珍贵，哪怕他是感染了HIV。

毫无疑问，面对HIV合并淋巴瘤的患者，压力要比平时更大一些，但是病人的反应很不错。一个小时的咨询马上就结束，余下的问题就留给感染科、血液科的各位专家才能回答了。病人让家属全都出去，问我："在你的印象里，有淋巴瘤的那些病人都怎么样了？你说实话。"我回答："这样的病人并不是很少，但是在我的印象里，他们都没有放弃过治疗，有还在治疗的，也有恶化的，也有离开的。可以肯定的是，治疗没有那么容易。"病人的情绪像是忽然间决了堤："我觉得对不起我家里人啊……是我做错了。"之前看了病历的我当然知道他在懊悔什么，感染科对于专科护士的培训也包括了这一部分，静静地等待他安静下来，我说："其实您决定把病情告诉家人，这本身就是一种对家人负责任的表现。你生活的一部分会发生改变，充满挑战。"提供信息，提供支持，帮助患者应对眼前的困难，帮助他们过一种有尊严、有质量、负责任的生活，是我们一直以来的目的。

第二次再见面，是一个星期以后，我去看这个病人服药的情况。还是那张病床，病人的精神好了很多，正输着液，一进门他就坐起来了。"太感谢你们了，在这儿我没感觉到一丝一毫的歧视，你们感染科的医生护士包括血液科的专家都对我特别尽心。"那一刻，我确实开心，一个能心平气和跟你谈论歧视的病人，首先是肯定你不歧视他的，医护人员和病人之间的信任关系，也是治疗的一种手段。护士长也是每次都说，HIV感染的病人最好交流，其实这正是所有感染科的护士对艾滋病患者态度的回应啊。以上种种，造就了开篇温柔的小诗。

艾滋病合并淋巴瘤，他不是第一个，也不会是最后一个。那些病人的故事，有的明亮，有的悲伤。非常幸运，他们可以得到协和医院医护人员的帮助和照顾，这让他们在"不放弃"这条路上走得格外坚定。

想起有一个腹腔淋巴瘤手术后的男病人，比我大十多岁，块头也比我大一倍，每次在协和医院走廊里遇见他，都躲闪不及，被一个胖乎乎的汉子"熊抱"然后叫着"姐姐、姐姐"的愉快想必不是每个人都经历过。病人很坚强，术后的化疗也配合得很好，出了深静脉血栓也治疗得不错，定时复诊中。

另外一个男病人，瘦削、精明，刚刚开始抗病毒治疗，因为工作的原因，经常在就诊流程和领药方面有着这样或那样特殊的要求，我跟着资深的李护士一起出门诊，一起见病人，也一起面对着他制造的各种问题。治疗了不到半年，有一天病人打电话来，说是爬山后大腿一直疼，可能是扭伤了。但又问我跟这个病有没有关系。我只好回答："你必须要看门诊才能解决这个问题，要么看外科，要么来我们教授的门诊，不能靠不见面乱猜。"后来，外院当作蜂窝织炎治疗一周未见好转，经过李太生教授的诊疗和后继的检查，诊断为淋巴瘤。记得第一程化疗还没有结束，一个中午，我被当班同事叫去帮忙抢救，那是我见到这个病人的最后一面。在那之前，在感染科病房里无数次碰面，都觉得尴尬，完全不知道应该说什么，也就是听他说着他副作用反应厉害，说他疼啊难受什么的那些时候。刚成为艾滋病专科小新人的我，觉得自己根本就帮不上什么忙。之后的一周，被借调出去参加一个活动，再回来是一周之后了。一进办公室门就看见桌子上放着蓝色的小盒子，李护士告诉我，是这个病人去世以后，他的妹妹送来的，是去世之前病人给定做好的，我俩一人一个。打开盒子，是一枚银质的项链，坠子是一本小书，居然可以翻页，依稀可见上面的文字"And forgive us our debts, as we forgive our debtors. And lead us not into temptation, but deliver us from evil……"[1] 我知道这是圣经的主

1　免我们的债，如同我们免了别人的债

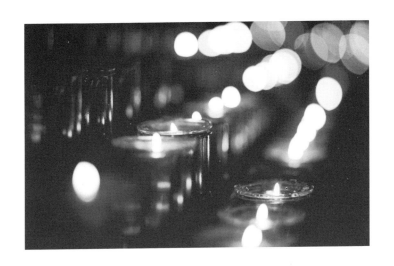

祷文，他已经去了天堂。其实我们对他并没有特殊的照顾，所以这份礼物给予我们的，远远比我们给予他的要多。

对比之前的病人，现在的艾滋病专科团队可以做的更专业，更完善。然而，只靠感染科和艾滋病专科团队，是无法给病人全面的治疗和照护的。

《实习医生格蕾》[1]里面有一集，格蕾的大咖妈妈和主任年轻的时候给一个艾滋病病人做疝修补手术，其他人都吓疯了，明亮梦幻的镜头感提醒我们那是很多很多年以前的事情了。我的美国同学在手术室工作，对于手术中被划伤而感染HIV的比例有多小，她的同事们都有共识，反而是丙型肝炎是她们最为担心

1　著名美国医疗剧，女主角名"格蕾"

的问题。2015年的BMJ[1]一篇综述里面，Riddell和Kennedy等多位学者对近30年pubmed数据库和cochrane图书馆的所有相关文献进行了回顾，提到乙肝病毒、丙肝病毒和HIV经锐器伤传播的风险常被引用为1∶3，1∶30和1∶300。自1997年起，英国仅有1例医疗工作者职业暴露后出现HIV血清阳转[2]，而美国20世纪90年代末期以来，也已经几乎没有新的HIV职业暴露确诊病例发生。这不仅仅是因为暴露后预防治疗措施的联合应用更为有效，更重要的是越来越多的HIV感染者懂得去定期检测，早期发现早期治疗，使他们血液中的病毒载量基本在接近于0的水平，极大地减少了感染其他人包括医务人员的风险。

治疗手段在不断进步，我们对艾滋病的认识也在不断进步。没有哪个疾病的治疗能够引起这么广泛的关注，也没有哪个疾病的治疗能够在短短的三十年就发展得如此迅速。预期寿命的延长增加了病人罹患其他疾病的机会。艾滋病感染者是不普通的病人，他们不像乙肝病人那样能得到广泛的手术和治疗，他们又像普通病人那样，并非得了艾滋病就不会得别的病。那些治疗过他们的PCP、弓形虫脑炎、CMV视网膜炎[3]的感染科、眼科、MICU和ICU医护，那些治疗过他们肾病的肾内医护，那些给他们做骨科手术的医护，做腹腔肿瘤手术的医护，都深深地印在他们心里，也深深印在了我们心里。正是这些医生和护士的付出，

1　著名医学类杂志
2　指血液HIV病毒抗体检测阳性
3　均为免疫抑制的艾滋病患者容易出现的并发症

为越来越多的艾滋病感染者争取到了更好的生活质量和更长的生存时间。每一次在感染科做职业暴露培训时，我都会问医学生们，你愿意将来给HIV阳性的患者抽血、治疗或者做手术吗？越来越多的手举起来，每一只举起的手都是一盏小小的灯，必将照亮那些被帮助者的一生。

Service is not something you do. It is something you are.

——Stella Payton

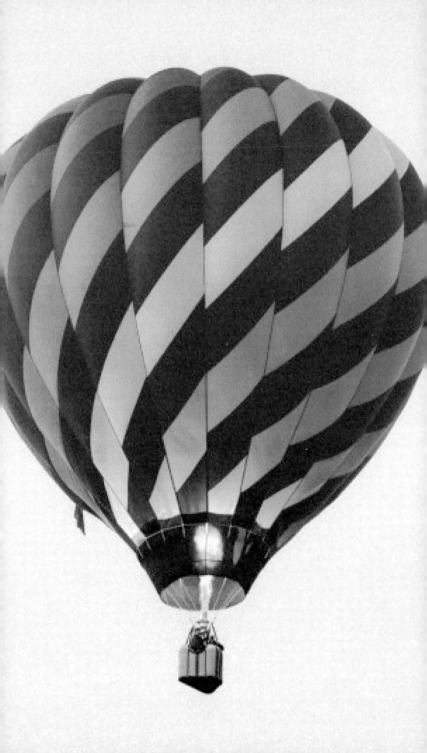

老姜的旅行

徐源

在协和神经外科实习时，病房里躺着一个脑水肿的老爷子。他是在马路上突然昏倒的，派出所把他送到了医院。送来时脑水肿得很厉害，随时都有生命危险，因此尽管他昏迷着，又联系不上亲属，我们还是给他做了手术。

直到半个月后他脱离了生命危险，派出所才查明他的身份，原来他曾经坐过牢，刚出狱没几天。他具体犯过什么事，警察也没告诉我们，只说他没有妻儿，唯一可以联系的是一个远房亲戚，却言明了不管他，所以只能任由他躺在医院里。不过令人欣喜的是，在医院垫付了十多万元治疗费用后，他终于恢复了一些有限的意识，虽然还不能说话，但是能听懂别人说话并作出微小的反应。

护士老师时不时地问他："老姜，醒醒，认得我是谁吗？现在是春天还是夏天呀？"诸如此类问题，虽然简单，但也是他每天为数不多的与他人交流的机会了。每每这时，他会眼睛睁开一条小缝，眼珠稍稍动两下，似乎是表示"我听到了"。

这时春节快要到了，病房里张灯结彩，红色的大灯笼和各式各样的剪纸，给病房也增添了活泼的空气，病人们也少了一些痛苦的神色，多了一些喜庆。

查房时，领导对我说："小徐，你下午推着轮椅带老姜逛逛吧，让他感受一下过年的氛围！"

我说："好！"

领导走后，住院大夫们七嘴八舌起来：

有的说，你千万别让人家看合家团圆的场面，他却没有亲人……

有的说，你千万别让人家看别人吃好喝好，他却只能灌营养液……

有的说，你千万别让人家看别人康复得差不多了很快要出院，他却天天戴着监护插着尿管……

本来我想推着他在医院四处逛逛。但听大家这么说，虽是胡扯，但也踌躇了一番，要是离病房太远了，路上出了事可不好。于是思来想去，我规划出了这样的遛弯路线：

从病房的这头，

遛到那头，

再遛回来，

再遛回去……

下午三点多，我借来了轮椅，准备推他走。因为他全身插着不少管子，连着不少监测设备，有的可以暂时扒掉，有的则需要随身带着，因此需要请护士老师帮忙。

我对不远处一位护士老师说："老师，我们想带老姜出去逛逛。"

问这话时我内心很犹豫。毕竟正值下午三点，是护士老师比较忙碌的时刻，而帮我带老姜出去逛逛，并非她们的日常工作，更何况我只是一个小小的实习同学，平时都是听护士老师指导，可从来没"指挥"过护士老师。

谁知她看了一眼轮椅，便说："嗯，他也应该出去看看。"然后立刻忙碌了起来。她叫来两三个帮手，拆管子、放尿袋、夹指氧、充氧气枕，然后齐心协力把他抬到轮椅上。

抬动好后，护士老师说："你看，他的裤带没系好，你拿个枕头遮挡一下。"

我这就推着老姜出发了。刚推了没多远，我发现，他全身上下没有一点力气，脖子耷拉着，身子也坐不住，感觉时时刻刻会从轮椅上滑下去。

于是我叫来另一位同学帮忙。她虽然不是我们组的，但也有听说过这个病人，因此我一提出请求，她也放下了手中的活，过来帮忙。

于是，老姜的旅行就开始了。

我们便一人扶着他，不让他滑下来，一人推着轮椅，费了好一番功夫，才把他推到病房的一头。那头是一扇大落地窗，正对着一条马路。我们想，让他透过病房的窗户，看外面的大楼和车流，也许也是很有趣的。也许他坐牢久了，也没有见过大楼和车子。

他的眼睛睁开一条小缝，不说话，也不知道他看到了没有。

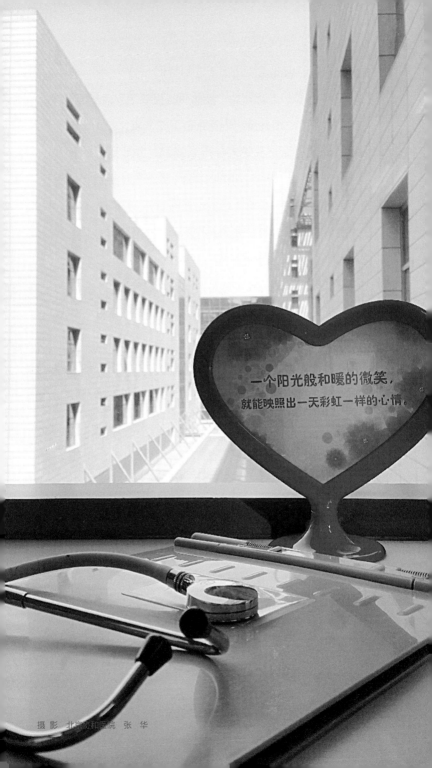

一个阳光般和暖的微笑，
就能映照出一天彩虹一样的心情。

同学开心地对他说：

"老姜，车子，要过年啦！"

"老姜，大楼，要过年啦！"

"老姜，那是王府井，要过年啦！"

我一面扶着他的脑袋，一面给他擦不断流出来的口水。同学突然说："你看，他笑了！"

我不信。

"真的笑了，不信你看。哎呀，迟了。"

我这才低下头去看他，他眼睛刚才的那条小小的缝儿，都合上了，似乎是睡着了。

我拍了拍他，问道："老姜，你想回去吗，想的话就眨眼睛。"

我只是说了试试，没想到他的眼睛真的眨了两下。

惊喜下，我又问："你想再看会儿吗，想的话就眨眼睛。"

他的眼睛又眨了两下。

我还想再问，他又睡着了……于是我们决定把他推回病房。

回病房时，护士们不免又是一阵忙碌：通上氧气，接上引流管，挂好尿袋，贴好心电监护……弄好后，又细心地抹平床单的皱褶。她们神色平常，似乎只是极平常的一件事，但我心下不免有些感动。

在这个匆忙的世界上，除了这位似睡非睡的老姜，还有谁会注意到，有几位护士，为了能让他多看一眼外面的风景，忙碌了这么多呢？这也许只是她们繁忙工作的一点点缩影，但这些对生命的尊重，却让我肃然起敬。

05 白色剧场

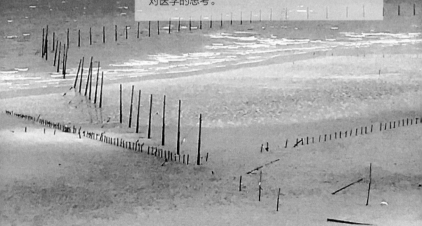

在剧场中，我们为台上演员所演绎的精彩人生动容，为编剧书写的剧烈冲突揪心，为导演构建的宏大场面喝彩。而在医院里，人们常常直面生死，其间对生命的态度和对死亡的思考、对情感的审视和对人生的选择，无不展现着人性的卑微和伟大。

文以载道，本章选取的几篇小说，未必有强烈的戏剧性冲突，但均蕴含了作者（医生或医学生）对医学的思考。

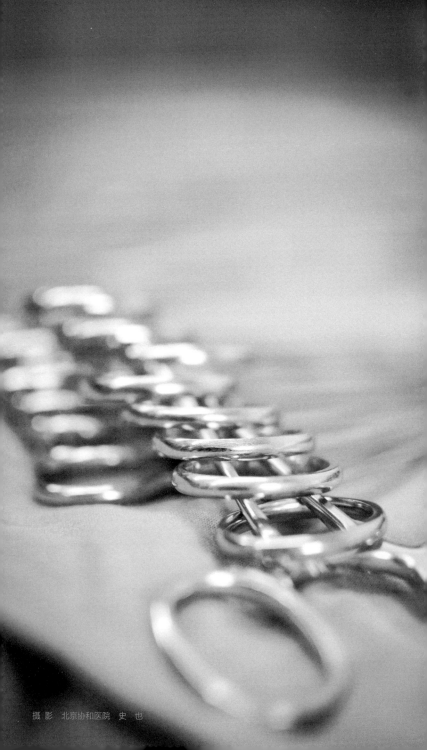

心脏手术

翁惠玲

老张从医院出来的时候是下午一点半。

太阳照着老张稀疏的头发。

办出院手续的地方已经颇有些人了，十多天了，老张今天出院。

王大夫说给他做的手术叫搭桥，老张还记得王大夫对着自己的片子喃喃地说，"做完了之后，就像新的一样"。

希望如此。

手机响了，声音挺大，老张微微吃了一惊。

"张总我进去接您？"小李来的电话，是自己的司机。

老张听小李的指挥朝东门走去，阳光很好，老张不禁注意到路上有个穿着红夹袄的孩子打了个响亮的喷嚏，她妈妈正在蹲着给她擦着鼻涕。

"就停在马路边上，您慢慢来。"

老张注意到，身后又响起了红夹袄孩子擤鼻涕的声音。

司机在前面开车，老张坐在后面，车里很安静。

早些时候已经给家里打了电话，今天儿子回家了，难得在家一块儿吃饭。回去的路挺远，微微的颠簸中老张打了个瞌睡，一醒来已经上了高速，老张看着仿佛印在灰墨色车窗上的公路和一成不变的行道树，突然觉得有些方才察觉到的异样。

老张对着反射在车窗上的自己的淡淡倒影，使劲慢慢眨了眨眼睛。

问题在于，影像好像并不是通过眼睛——远处黑棕色的树干、墨绿和嫩绿相间的层层叠叠的叶子、光亮的柏油马路，好似一种棕绿相间的气味充满了胸膛，而窗外的阳光，则像一种稍高于体温的温暖液体，从窗户里透进来，流淌到心脏的正中央。

老张一时觉得自己无法用语言描述自己刚才体会到的崭新经历。

就好像胸膛里面的什么东西，突然对整个世界敞开了一样。对，是心脏。

就好像他内部的某一部分贴在车窗上。每一辆从左边开过去的车的轰鸣声和逐渐降调的远去声，好像某种软木般的递质，痒痒地在胸膛里的某个地方轻轻振动推搡着他的心脏。

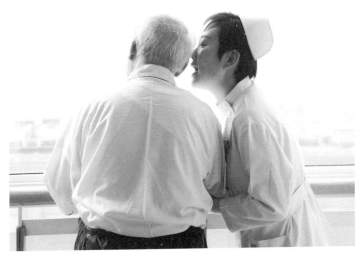

　　老张不知怎么地倏地想起他毕业的时候，他们大专学校的校园，都是楼道向外露天的砖混凝土板楼，灰墙上总刷着零零散散掉了角的海报，夏天来了，风一吹，树叶就会簌簌地响。

　　老张的心脏迫不及待地汲取着窗外的阳光，胸腔里的某个地方，轻轻散发出一种味道，闻起来很像夏天。

　　老张赶紧把视线从窗外收回来，拿出手绢抹了抹额头。手术之后需要休息，医生说的，这可是心脏手术。

　　下车之后，儿子来帮老张提东西。

　　"爸，您先歇会儿。"儿子说，"晚饭妈准备了，一会儿就开饭。终于出院了，对不起，您手术时没从美国及时飞回来，我们有个会……但是我这次回来一定多待几天。”

老张换了鞋，刚想谈起主治医生、隔壁床的病友、医院三餐和听来的手术情况，抬头时视线落到儿子身上的时候，他的心脏好像受到了什么的一阵牵拉——儿子像他妈妈，就鼻子随自己，儿子说话的时候常常嘴角向一边笑，老张神奇地觉得，他不仅看着穿着拖鞋和格子衫的儿子，还同时看着这么多年来从小长大的每一个他的样子——它们形成了一种特殊的纽带，让老张的心脏感受到了某种有力的吸引，大抵就是人们说的"牵挂"。

老张的心脏打开着迫不及待地感受着这一切，仿佛可以吞噬掉所有回忆和年华。他看着儿子，微微张嘴，却说不出话来。

老张想，周一要回去门诊再看看，王教授，专家号。

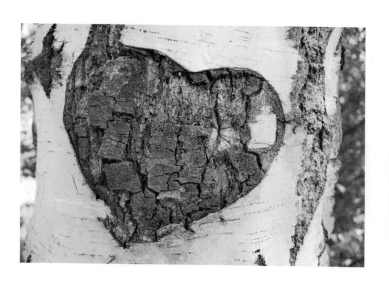

吃饭了，儿子喊老张。刚做完手术，忌口，没敢做海鲜，炖的白菜，这儿还给你炒了个木耳黄瓜，排骨我们儿子爱吃，孩子他妈擦擦围裙说。

老张端起饭碗，所有气味和味道一起钻进了胸膛。一点盐，一点味精，它们都有形状，又都是声音，飘忽而悠长地回荡在老张的心中，不断变化，不断融合。

老张的心脏盯着桌上，那味道是他们刚结婚的时候她做的菜，他们吃不饱的时候她给他炖的汤，是儿子十岁那年的年夜饭，老张的心变得脆弱而温暖，小心翼翼，仿佛下一个感受就能冲垮这些年所有的郁结和坚强。老张满头大汗，终于吃完了饭。

饭后，老张赶紧扒拉来大夫开的阿司匹林和波立维。儿子走过来，一边帮他拿出高血压药一边说，爸，药得坚持吃。其实这话不是老张听到的，至少老张这么觉得，这话倏地找出了那么多年儿子对老张说的每一句话，一起攻陷了老张的心脏。

老张控制不了了。

老张突然在儿子面前老泪纵横。儿子拍了拍老张的手。

周一，心内科门诊，第三诊室王教授叫了下一个患者进门。老张坐下，泪眼模糊地对着王教授，"大夫，我痊愈了"。

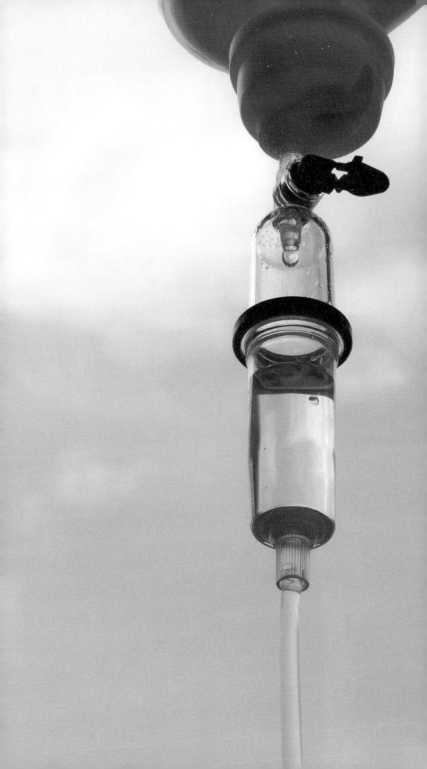

皮炎日记

张晴

左小臂接近肘窝处不知什么时候出了一个大紫疱，刚才还没有的。4cm×4cm，周边绵延着深紫色瘀斑。李君一握我胳膊，疱"噗"地破了，连着黑水也蹦出来。

周边惊叫连连。

我愕然，愕然的是居然无痛。

虽不敢说华佗在世，我在医学界摸爬6年5月余，好歹也给自己下了个诊断——皮肤破溃原因待查。

某某症状待查从不是什么好事。

同病房的师兄大牛，看看这疱又看看我，摇头，啧啧。

大牛都啧啧了，看来真是不妙。

哎。大牛叹了口气。转身就走。

"哎？别走啊。"

我的小心脏拔凉。恶心、反酸、心悸一系列副交感症状相继报到。

讳莫如深。"同僚"们看我的眼神隐约透着戒备、防范、怜悯、欲言又止。

"吃药。"大牛塞来一把药片儿，大白片，小白片，小小白片儿。

这是干啥？

你别问，治病的。他说完拔着脚就要撤。

我忙拽住他的胳膊："你这什么意思？我得什么病还不让我知道？我也是学医的，你可坑不了我的。"

大牛欲拨开我的爪子。他手一摆，噗，不知什么时候出现在我臂弯的另一个大紫疱，也破了。

任凭黑色的液体飞溅，我歇斯底里，指甲直掐在大牛的胳膊肉上，拖曳着不让他走。

摄 影 北京协和医院 宁昱琛

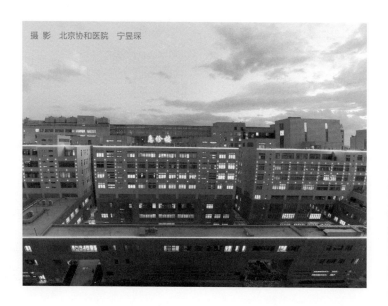

他突然嗖地把头靠近，神经质般瞪着大眼儿环视着周围，然后在我耳畔用呼呼的气声说："难治……剥脱性……真菌性皮炎。"

啪。我指甲断了一根。红色的血染在大牛已沾满不明污渍的白大褂上，甚是鲜艳。

懵了……这什么病！"难治""剥脱""真菌"三个词谁都知道，恁可怕，咋连起来就不知道是个毛！

"分期""评分""预后"，脑海中就出现这三个词。

大牛趁着我蒙圈的档儿溜了。衣服上还插着我的半截儿指甲盖儿。

不知道不如知道，知道一半儿还不如不知道。

飙升的肾上腺素[1]让我呼吸得代了碱[2]，窦速[3]的小马达砰砰砰地撞击着我的血管。

这么神秘，肯定不是好病，

他们都用那种眼神看我，

完了，

到底怎么回事。

恍恍惚惚，不记得怎么就换上了蓝条病号服，不知何时我已游荡在内科门诊大厅。

熟悉的面孔一一路过，带着陌生的闪躲。

1　一种应激激素，情绪紧张时分泌增加，引起心跳加快，血压升高
2　此处指呼吸性碱中毒，是机体酸碱平衡紊乱的一种，常由过度通气导致
3　此处指窦性心动过速

我拽住路过的好友张。

"不知道。不知道。"她一个趔趄，连眼神儿都不和我对上，就像涂了油的耗子，溜了。

主治李的语气倒很诚恳，推就着我的手。你这病，就不用担心了，就是皮炎。你好好配合治疗吧啊。不知何时，我之前拉着他的手，竟扶着我自己另一条胳膊。眼见他疾风般冲入诊室，咔嚓一声落了锁。

我吭吭凿着门，试图抓住这个高年资，让他给我说个首查，捋一捋诊断、鉴别诊断、病因、分期、并发症、预后、诊疗计划。

"那个人是难治……"有两个人从我身后走过，私语着什么。

我从诊室的门上弹开，一个冲刺就要抓住他们，突然耳后传来一个男声，"剥脱性的啊……"

回头循声，人流匆匆，再找不到声音来源。

"真可怜……"又是一个声音，我再次转身，试图一问究竟……

我像个陀螺，一阵风言，一阵风语把我抽得团团转。

肾上腺素飚得破了表，也猛然让我意识到我竟身在梦里。

"快点醒，别啰嗦了！"神智一点点戳着梦中疯狂的陀螺。

"你别走，你快告诉我！"

倏！

醒了。

嘴唇嗡嗡地木着，呼碱的作用。

坚强地从没有知觉的嘴里挤出 F 为首的 4 音节语气词。

本想说：滚蛋吧，难治性剥脱性真菌性皮炎！可这句话太拗口。

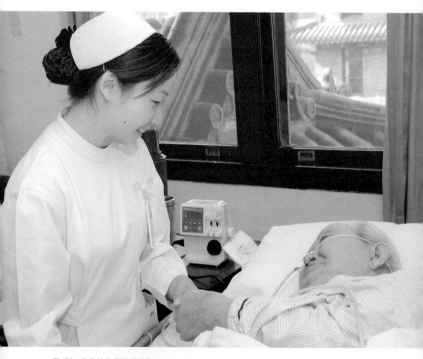

摄 影　北京协和医院宣传处

现在我是你的病人啦

张晴

病房里89岁的老奶奶，我似乎在哪里见过。

医院的连廊里，年轻一些的她在墙上的照片里慈祥地笑着，岁月带走了些什么，又沉淀了些什么。我骤然驻足，照片旁这位大师的名字，是所有人的骄傲。

20多年的心房颤动阻挡不了一位内科教授出门诊的热情。直到突发脑梗死在鬼门关上绕了一圈，老人家才不得不放下一辈子的事业，专心调养。

她笑眯眯地躺在床上，向每一个前来看望的大夫护士致谢，用医生特有的思路，清晰地讲述着她的病史。

阳光打在老人的身上，绽出金色的光晕，模糊了时间的痕迹。

晨时的查房队伍浩浩荡荡。

组里的领导，举手投足都流露着谦谦君子之风，轻言细语之间总让人忍不住想起"绅士"这个词。我们跟在他身后，咀嚼着他的一举一动，敬佩他询问病史时的细致耐心，向往他分析病情时的缜密逻辑。

顾不得凌厉的笔锋让本册遍布疮痍，也不在乎一个个汉字张牙舞爪，"听君查个房，胜背一本书"，我不想因为"体面"而错过这么好的学习机会。

他的目光从我们脸上一遍又一遍地扫过，捕捉着我们眼中悄然闪过的不解，放慢语速，梳理枝节，尽力抹平年轻人眉间的困惑。

一间又一间病房，进进出出，时间就这样不知不觉地流淌。

楼道尽头老人的屋门半掩着，她安静地依在床头，目光追着我们的脚步，最后停留在三尺开外的领导身上。

领导站定，一言未发，向老人深深地鞠了一躬："老师，我是××级的学生，您给我上过课，我们都还记得您呢。"

老人的笑容，渐渐绽放，眸子里闪着光："哎呀，现在我是你的病人啦。"她的声音有长者的笑意，有医者的明朗，脸上更有为人师的欣慰和骄傲。

头发也已斑白的领导像个刚入临床的学生，恭恭敬敬地持着听诊器，为他一直敬仰的老师——他的病人查体。这套动作，他做了数十年，今天似乎又多了一种神圣。

领导一手固定住听头，侧屈着身子，让出身位："来，你听听，三尖瓣反流。"他单手从自己耳朵上取下听筒，示意我上前，将听筒递到我手里。

病房里很安静，一切都很安静，她的目光柔软地洒在年轻人的身上，充满了暖暖的怜爱和宠溺。

耳畔是她的心音，异常的心音，一声一声地砸在我的心里，不知怎的有种想哭的冲动。

言传，身教。

仿佛今天才明白它的含义，迟钝如我。

一生为医，一世为师。

三代人——我，我敬仰的老师，老师敬仰的老师。

谁是谁的骄傲？

会有一天，我们成为他们的骄傲。

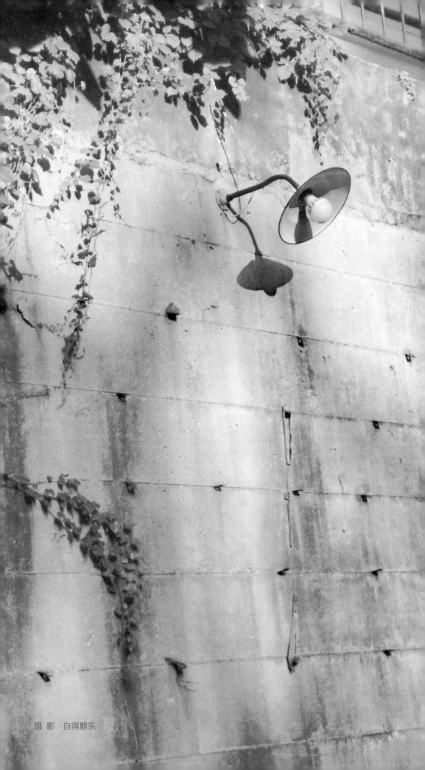

摄 影 自得麒乐

深夜的两小时

夏鹏

"喂，老总[1]吗？我这儿抢救室，刚来一个50岁男的，下壁STEMI[2]，来看下吧。"

接到电话的时候是大概凌晨3点，本来睡得迷迷糊糊的我听到STEMI一下子人就机灵了，"知道了，我马上到！"

我翻身坐起，蹬上平底布鞋，披上白大衣，听诊器往脖子上一挂，拍拍口袋确定门卡、工作手机都在，冲出了值班室的门。

我一路小跑地向抢救室奔去，虽然这段路平时走路也就四五分钟。路上我脑子里飞快地过了下情况：CCU（心内科监护室）没有空床，再收就是加床；今儿晚上急诊冠状动脉造影值班的是哪个老师，一会儿要请示。

在接到电话大约3分钟后，我推开了抢救室的后门。我飞

1　对总住院医师的称呼
2　ST段抬高型心肌梗死

速走到抢救室工作站那里，看着一帮睡眼惺忪累得要死不活的急诊大夫正在埋头干活，压根儿没注意到我来，心里微微叹口气，轻声问道"几床"？

"哟！老总来了。7床，刚来的。替格瑞洛[1]行么？你看看，这是刚拉的心电图。"终于有人搭话了，是抢救室的主班马小娟，说着递给我一张心电图。小娟是个北京姑娘，比我年资低一年，但是因为学制不同，年纪比我小不少。我做老总的时候，我值班她就在抢救室值班，我俩死搭，已经很熟了。加上年纪比我小，因而我经常叫她娟儿。

我说："我先看看。"然后接过心电图一边看着一边走向7床。

心电图没什么疑问，II、III、AVF导联红旗飘飘[2]，前壁导联ST段有点压低。我走到床旁，看到一个身材略微发福的中年男性，一脸紧张满头汗地闭眼躺在那里。我抬头看眼监护仪上的心率和血压，还好，心率不慢、血压不低，我大声冲小娟那边喊道："娟儿，血压心率还行，硝酸甘油、吗啡给上吧！""好嘞！"小娟闷闷地答应一声，着手开药去了。

我拍醒了病人，尽量大声而清晰地说道："您好！我是内科的王大夫。我问您几个问题可以吗？"病人睁眼看了看我，沉重地点点头。我没等他说话，马上连珠似的发问：

"以前有心脏病吗？"

---

1 治疗 STEMI 的抗血小板药
2 指心电图的一种特殊形态，此处表示ST段抬高，是心肌梗死的一种心电图征象

"没有……"

"以前有高血压吗？"

"嗯……"

"糖尿病呢？"

"嗯……"

"长期抽烟吗？"

"嗯……"

"血脂高不高知道吗？"

"不知道……"

"父母有冠心病么？"

"我爸有……"

"今天是胸口疼来看病的吗？几点开始疼的？"

"半夜1点多疼醒的……"

我知道病人这时候胸痛得要死，于是我把右手放在自己心前区，接着问道："是这里疼吗？怎么个疼法？压着疼？闷着疼还是怎的？"

"是那里。感觉……感觉像被人掐着……连带着肩膀也不舒服。"

"以前疼过么？"

"没有，今天第一次……"

虽然病人的回答有气无力，声音虚弱；不过还好，他脑子还算清楚。我心里忽地想起两个月前也是抢救室的一个男病人，也是同样的下壁心梗，进抢救室的时候起病才1小时，但是烦躁得一塌糊涂，心率慢、血压低，自己一进抢救室的门就大喊大叫说，我要死了，叫我家里人来，我要死了。说完他就心室颤动了，我们也再没能把他复苏回来。

现在的问题愈发明朗了，一个冠心病危险因素几乎全齐了的中年男性，突发胸痛2个多小时，症状、心电图都很典型，STEMI的诊断可能性极大。这种病人加双抗[1]做急诊冠状动脉造影的指征很明确了，下面就是禁忌的事情了。因为STEMI经常是冠脉突发血栓的形成，抗血小板药物的治疗强度很大，而且如果要做冠脉造影还得全身肝素化[2]，简单来说，就是病人的血会变得基本不凝；因此，如果患者之前有出血倾向、害怕出血的疾病或者外伤什么的，给药就会有很大风险。

我接着问道："以前有过脑出血、脑梗死吗？"

"没有……"

"胃溃疡、吐血、拉血、拉黑色大便有过吗？"

"没有……"

"最近3个月做过什么大手术吗？"

"没有……"

"最近磕过脑袋吗？有什么外伤吗？"

"没有……"

"药没有过敏的吧？"

1　指加用两种抗血小板药
2　此处指应用静脉肝素（一种抗凝血药物），使得患者不容易凝血

"没有……"

嗯，也没什么特别的禁忌。我回头冲小娟再次大声道："阿司匹林300mg、替格瑞洛180mg、立普妥20mg，都给吧。""好嘞！做吗？"小娟这次声音没那么闷了，一边敲打着键盘一边问道。

我知道他们问的是急诊PCI[1]做不做？但是我还需要和病人、家属谈，以及跟冠状动脉造影值班大夫汇报。我看了看表，时间过去了四分钟。我说："你先给药吧，把会诊单、冠状动脉造影的签字单什么的帮我打出来，我请示下，然后去和家属谈。"

要知道STEMI是冠心病最危重的情况了，一旦碰到时间窗内的STEMI，只要没有禁忌都应该用最快的时间去进行再灌注治疗，才能最大程度地挽救心肌和生命。AHA的指南要求Door-to-Balloon的时间应该小于90分钟。时间就是心肌，是冠状动脉组大夫常挂在嘴边的话。拖得时间越久，患者心肌坏死的就越多，出现心功能恶化、心律失常的风险就越高，病人的生命也愈加危险。

我用工作手机拨通了冠状动脉造影值班领导吕大夫的电话，把他从睡梦中吵醒。我听到话筒里叹了口气先，然后是压低嗓音的一声"喂？"不知道是不是怕吵到家里人。

1　percutaneous coronary intervention，经皮冠状动脉介入治疗，是指经心导管技术疏通狭窄甚至闭塞的冠状动脉管腔，从而改善心肌的血流灌注的治疗方法

我小心翼翼地说道："领导您好！抱歉夜里打扰。我是今天值班的总值班小王。抢救室刚来个50岁男病人，高血压糖尿病吸烟都有，胸痛2小时来的，心电图提示下壁STEMI，没有抗血小板的禁忌，我已经给了阿司匹林和替格瑞洛的负荷量[1]，现在生命体征还平稳，但是症状没有改善。跟您汇报下，看看要不要急诊PCI。家属我马上去谈……"

"图发过来看看。"吕大夫一向谨慎心细，不过这会儿声音大了，估计是去了别的屋。

"好嘞！领导。我给您发过去了，您看下吧。"说着我就掏出自己的手机把心电图照了给领导微信发过去了。

"收到了，我看看吧。不过听你说的，如果没特殊还是要做的。我看看图，你先去和家属谈。如果家里人同意微信告诉我就行。然后就叫人吧。做完了回CCU。嗯，CCU还有床么？"

"没床了领导。"

"好吧，我知道了。你先去谈吧。"

"好嘞，领导！"

我看了看表，打电话请示又花了快一分钟。我跟娟儿说："我们做。我现在跟家属谈，你们准备手续什么的吧。""OK！"小娟轻车熟路。

我挂了电话拿着心电图推开抢救室的门，用尽力气呼唤病人的名字："某某某的家属在吗？某某某的家属！"

1　即两种抗血小板药已用至最大量

"在在在！来了来了！"说着跑过来一个女家属，看年纪和病人相当。手里抱着一大堆病人的衣服，捏着一部手机，肩上挎着一个包。

我快速地说道："您是病人夫人吗？"

"对！大夫他怎么样？"

"您听我说。他现在诊断考虑急性心肌梗死的可能性很大。"我停顿一下，看眼家属反应。有的时候吧，这句话说完家属就哭得没法谈了，要么就晕倒的也有。我得看下情况再继续往下说。

还好，病人的太太眉头皱了下，说了声"哎呀！"再没说什么。

我马上接着说："药物治疗我们已经都给了，他现在需要做一个急诊的冠状动脉造影，就是我们检查下他心脏的血管是不是被血栓堵住了，如果是的，我们想办法给他把血管打通，他可能就会好一些。如果不能及时打通血管，他的心脏大面积坏死，就会越来越危险。我说的您明白吗？"

病人的太太眼圈红了，开始抹眼泪。但是暂时没哭出声来，点点头说："明……明白。"

我调整了下语气，赶紧尽量平静地低声问道："那您对冠状动脉造影怎么想？同意做吗？"

她迟疑了下，问道："这检查危险吗？"

我的手机响了下，我一看，是吕大夫回的微信，就一个字"做！"

我心里更有底了，赶紧道："检查肯定有风险，一会儿有机会咱们再细说，但是根据他的情况来看，不做的风险可能更大，有可能晚上都过不去……"我觉得有必要跟她把最坏的情形谈到，两个月前那个没救过来的下壁心肌梗死的病人又在我脑海浮现。

她的哭声明显大了些："这么严重啊……那……那我们做吧。"

我心里长出一口气，家属还算脑子明白，没跟我太纠结冠状动脉造影的事情。虽然开通冠状动脉的时间应该越快越好，但是既往的经验显示限速步骤多半在家属。以前遇到有的家属犹豫半天也不给答复，或者病人倔强异常拒绝冠造，生生拖过了时间窗[1]。

我想起一个月前有个老太太，既往就犯过 NSTEMI，当年就不愿意造影，这次又 NSTEMI 了，二线不放心把她送进抢救室了。但是从进来的那一刻起，老太太就嫌抢救室环境嘈杂，嫌家属不能陪护，拒用药。叫了家属来劝，就发现这一家子的性格是有相似之处的，他们总是成功地避开了医生谈话中所有的关键点。这么一来二去，老太太终于从 NSTEMI 变成STEMI 了，大半夜一票人苦口婆心地跟那儿用尽量平实的语言劝说你这个应该尽快造影，尽快开通血管，不然很危险之类的。不干，就是不干，不但病人不同意，家里人也不同意，更可恨的是根本说不出什么理由来。好吧，那只好签字了，

---

1 此处指开通冠脉治疗的最佳治疗时间段

药物保守治疗。第二天，家属不知道得人指点了还是怎的突然又要求冠造了，可惜已经过了十二小时的时间窗，深邃的Q波已经直挺挺地竖在那里了。看着好几百的cTnI [1] 的数值，我们只能默念病人真是命大。

"可是大夫，要多少钱啊？我出门急，就带了两千块钱。"

我心里刚淡定5秒都不到，就遇到了第二个难题。费用！

一个冠状动脉造影并不贵，千把块钱。但是用的器械、药物、支架都是很贵的，这么一个病人，怎么也得准备三万块钱是不过分的，如果病变重、病情继续恶化还要去ICU什么的，五万元八万元十万元甚至更多也是有的。还好这病人是北京医保，应该能报销一部分。

我小心地问道："您今儿晚上三万块钱筹得到吗？"

家属显然被震惊了，"三万元！！我出门都没带银行卡啊，再说带了银行也不开门啊！我们家这钱倒是有，交得上的，但是得白天才行。您要不宽限……"

我低头看看表，又过去了4分钟了。我心里开始起急了，于是果断截断了家属的话头："这样吧。您打电话找找北京的亲戚，看看能筹措到多少钱！我也去帮您想想辙，过几分钟我找您！"说罢我头也不回地又进了抢救室。

其实，我们医院是可以办临时欠费的，一个急性心肌梗死的病人，据说最多可以办3万块钱欠费。但是这事儿要搞到院

1　指心肌肌钙蛋白，是心肌细胞损伤的标志

总值班那里，有时碰上个不懂事的院总值班，就得折腾好半天，还不一定办得下来。再说，以前也碰见过极个别不那么良善的病人，欠了费把病治了但是怎么也不交钱了。我想了10秒钟，这人北京医保，年轻，起病时间短，又没什么禁忌，急诊PCI指征很明确，无论如何也应该创造机会做，我想冠状动脉造影大夫和我的态度肯定一样。

于是我抄起座机把院总值班吵了起来，说明我们想办三万块钱欠费的事情。

院总值班当然是没好气了，但是并非是个不讲理的人，跟我呛了两句之后，还是答应了。

这下钱的问题也解决了，我回身正准备跟小娟说准备办欠费的事情。发现她已经开始写欠费的字据了。我心里感叹，这样的搭档就是靠谱，然后微笑着拍拍她的肩膀，她会意地点点头说："住院证我开吧。"然后把冠状动脉造影的签字单递给了我："你跟他家属签完字就让进来吧，我跟她说如何办欠费。"

我发微信给吕大夫："家属同意做，钱不够已办三万元欠费。"

"做得对！叫人！"吕大夫这次秒回，我估计也是守在手机跟前等信儿。

我花了两分钟时间顺次拨通了冠状动脉造影副班和护士的电话，告诉他们有一台急诊，每个人虽然都是哈欠连天，但是也果断地说，知道了，马上来！

我心里这才略微淡定了些，再次走出抢救室的门。病人的太太迎上来说："我叫了我哥来，但是他也只能再带来五千块。"

"没关系，钱的事儿您先别操心了。我们和抢救室的大夫已经帮您申请了欠费，您先欠着我们医院的，咱们先救人，完了您白天再补。"

病人太太显然没想到还有这一出，马上哭着说："谢谢谢谢！我们白天一定交上。"

我拿出冠状动脉造影的签字单，指点着家属一一签字，尽量用简短和平实的语言告诉她相关的风险。这次家属很爽快就签完了。

随后我把家属引进抢救室，走到床旁一起看病人。

我跟病人说："您这次基本上是心梗了，我跟您夫人已经谈过了，准备给您做个冠状动脉造影，看看是不是血管堵了，想办法给您把血管打通试试看。"

病人伸手拉住自己老婆的手，开始掉眼泪，一句话也说不出。唉，五十岁的男人，大难关头还是要靠结发夫妻啊。

他太太一边抹眼泪一边说："大夫都跟我说了，这儿的大夫也挺好的，钱我没带够人家也让先欠着先给你治病，你就好好配合。你可要坚持住，你要走了……"

"好了，您先去找马大夫看欠费怎么办吧。办好欠费手续还得去办住院手续，别耽搁了。"我打断了家属，这个时候最不需要的就是跟病人说你死了怎么办之类的话。

娟儿非常有眼色地把家属接手，细细交代如何办欠费，拿谁的身份证之类的问题，她还贴心地找了个保安，叫他带着病人家属一路深入这个迷宫一般的医院去找院总值班盖章办欠费，再去住院处办入院手续。

我再次拿起座机，给CCU打了个电话，告诉他们要收一个病人。

然后我问抢救室护士，7床药都给了吗？抢救室护士显然已经习惯了我婆妈的风格，笑嘻嘻地道："王老师，你就放心吧，我亲手喂的药。""三硝和吗啡呢？""给啦给啦！"

我自己讪讪地笑笑，低头专心开始写会诊单了。由于性格胆小，我一向做事有点较真，出急诊流水如此，在抢救室轮转如此，做了老总依旧如此。好在大家已经不以为意。

我一笔一画地写着会诊单，时不时抬头看下中心监护上7床的生命体征，嘴里和抢救室护士有一句没一句地搭着话。这时候，我的心情比刚来的时候要轻松一点了。

大约15分钟以后，我写完了会诊单。病人的其他亲戚也到了两位。不过病人太太还没办完手续回来。我又迅速和新来的家属解释了一下情况，请他们联系病人太太看手续办到什么程度了。

又过了七八分钟，抢救室电话响了，我看到了熟悉的导管室的号码。我抄起电话："您好！我是内科总值班。可以过去了是吗？"那边愣了下，随即就道，"来吧。"挂了电话。从我打电话到导管室准备好，花了不过半小时，想想领导、护士都不住在附近，可想而知他们是如何一路狂奔来的医院。

我站起身来，高声宣布，7床可以去导管室了。

小娟答应一声，安排了一个进修大夫整理了病历资料和心电图准备送病人，又叫了个护士给病人整理输液泵、监护之类的。

3分钟后，我和进修大夫、护士推着病人就出了抢救室的门。病人家属马上迎了上来，我一看，太太还是没到。就跟其他家属说，咱们先送病人过去，别耽误。你们让他太太尽快也过去。二楼，心内科导管1室。

我们出了电梯，我在前面拉着平车一路小跑，进修大夫和护士配合着快速转运着病人。反倒是病人家属在后面跑得气喘吁吁有点跟不上。

时间就是心肌，没办法，跑两步吧。

我拉开导管室的大门，把病人送了进去。然后过床、上监护，跟导管室的护士简单交代了下用药情况。一回身看见吕大夫，我马上道："领导好! 辛苦了! 心电图您还看一眼吗? 心肌酶还没出，但是其他化验血色素、凝血没事，药没有过敏的。"

吕大夫一边穿铅衣一边道，"图不用看了。你一会儿看眼肝肾功能没事就行。"一如既往的谨慎。

操作很快就开始了，穿刺、置管、过导丝，一气呵成。我坐在一旁，刷新电脑，看到肝肾功能一切正常，心肌酶才零点几。心说，嗯，还算及时。

后面的故事就简单了，造影发现是RCA [1] 近段的大血栓，抽吸出来，发现有狭窄，放了一个支架，半个多小时，也就搞定了。病人症状随即完全缓解。

我和家属推着病人进CCU，值班大夫和护士随即接手。吕大夫写完了介入治疗交接单，交代病人："戒烟！控制血压、血糖。"然后跟值班大夫说，监测心肌酶、过6小时把低分子肝素打上，然后潇洒地离去。临走时幽幽地跟我说："那啥，夜里可别再来急诊了。"

我嘿嘿一笑，说，应该没了应该没了。

然后看着病人上了监护、泵上药物、复查心电图后ST段已经回落，嘱咐了值班大夫几句，也准备离开了。看看表，已经5点了。

离开CCU的时候，病人的妻子和家属追了上来，一个劲儿表示感谢。我心里明白，他们最应该感谢的手术大夫已经歇着去了，要谢也不只我一个。

我淡淡地道："没事。都是分内职责。对了，白天千万记得把费用补了。"

病人太太的大哥听了这话略有点不高兴，恨恨地道："您放心吧。我们才不是欠钱的那种人呢。"

我微微一笑："钱是医院垫付的。我相信您肯定不会欠费的。提醒您补费用不是为了这个病人，咱们支架都做完了对

---

1 Right Coronary Artery，右冠状动脉

不对？我是为了以后再遇到您这样一时间费用不够的病人，我们一样能不耽误。"

家属显然也不是傻子，瞬间明白了我话里的意思。是啊，医院也不是慈善机构，要是垫付的每个心梗病人都拖欠费用，以后肯定是没法办欠费了，最终影响的还是病人。他们也可能意识到了自己的问题，有点局促地道："大夫，我不是那意思……"

"没事的。啥也别说了，去看看病人，好好休息吧。一晚上了，大伙都很辛苦。"

说罢，我就扭身走了。是啊，我已经困成狗了。

病人的心肌酶大约起病12个小时就达峰了，最高cTnI也就五十几，提示再灌注治疗非常成功。三天后，病人就毫无并发症地出院了。

回想起来，这个病人是很幸运的。来医院还算及时，没有太多介入治疗的禁忌，家属还算明白，虽然费用有困难也解决了。从进抢救室到做完PCI，不过两小时时间。但是为了救他，牵扯了抢救室的大夫、护士、我、外勤、药房、检验科、心内科冠状动脉造影大夫、导管室护士、CCU夜班大夫和护士、院总值班、保安……病人花费了不到3万块钱，其中大部分并非人工成本。除了我们自己，病人和家属也可能很难知道，在这深夜的两小时里，有多少人为了救他一命而快速地运转起来。

经常有人说，要促进医患之间的相互理解。我倒是觉得，医患之间身份不同，立场有别，可能很难真正理解对方的每一个想法和举动。我们有时不明白家属的逡巡、犹豫和固执，不明白病人的患得患失、恐惧，患者和家属也常常不懂得我们每句话后面蕴含的凝聚着生死教训和生命智慧的医学知识。但是，在这深夜的两小时里，在无数类似的危急时刻，我真的不需要你们明白太多。你只要知道，我们想救你，就足够了。你实在不明白，也无所谓，该出手我们也还是会出手。

因为你是病人，而我们是医生。

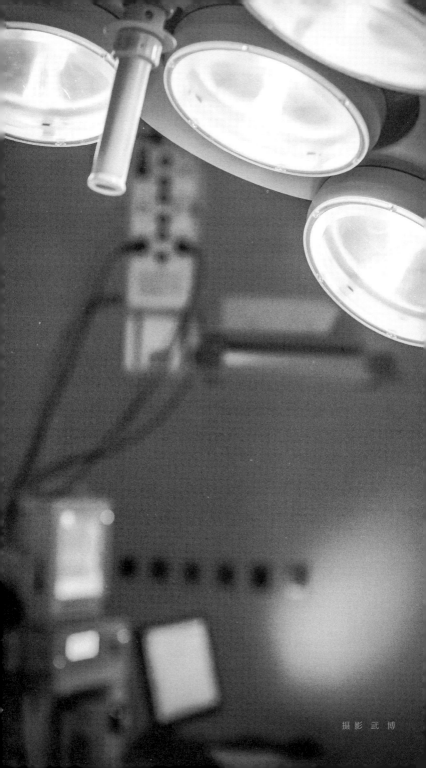

摄影 武博

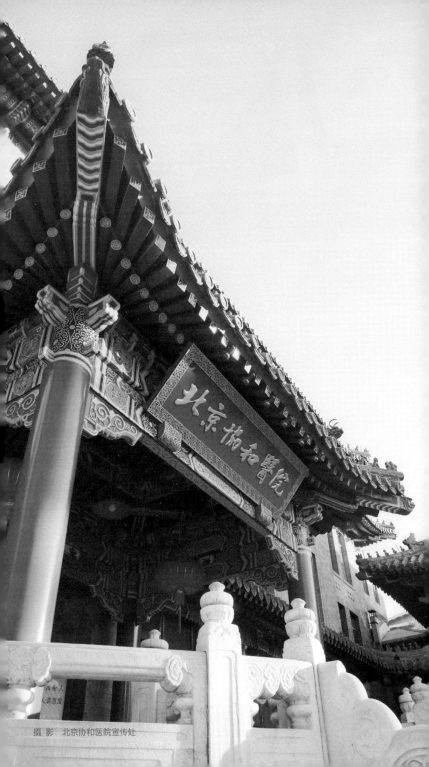

往事并不随风

——有感于中国第一个诺贝尔生理学或医学奖

赖雅敏

想讲一个记忆中历久弥新的故事，折射出很多层面的感触，影响了我多年的选择。

2003年的夏天，中国北京刚刚走出SARS的阴霾，协和医院来了一个生命垂危的美国小伙。当时他在国际医疗部的急诊，发着39℃高烧，神智不清，白细胞1万多，血小板只有正常人的一半，在半清醒时，他告诉医生自己没有钱，住不起国际医疗部，于是来会诊的感染科专家王爱霞教授亲自为他联系病床，把他介绍收入了刚刚从SARS病房恢复到正常医疗工作的15楼4号病房。门诊诊断是发热待查，伤寒不除外。

王教授亲自送他到病房，交代了患者的病情和诊治方案才走。"他烧得太高了，我已经按照伤寒经验性治疗给他用了西普乐（环丙沙星），但是还是要尽快完善检查再确诊"。王教授亲自嘱咐给病房的主管陈嘉林教授。早在1985年，正是王爱霞教授诊断了中国第一例AIDS患者——一名发热的外籍人

163

士，听说王教授亲自来送病人，我们一群小大夫赶紧凑过来膜拜王教授的风范。陈教授送走了王教授，转身问我们："你们谁来管他？"大家都看我，我当时是病房里不多的本院医生，自觉理应主动收治危重病人，又热衷于学习英语，于是自告奋勇的收了这个重病人。

小伙子中文名叫席斯，是个人高马大的帅哥，不发热时精神很好，声如洪钟，他在病房说话时，隔壁两间病房都能听得清清楚楚。他很爱聊天，没两天我们就对他的情况了如指掌了。席斯是个典型的美国小伙子，大学毕业没多久就来中国闯荡，赤手空拳，来北京没几年时间，交了一堆好朋友，认识了一个中国美女，旅行中的风景照片还登在了人民日报上。陪他来的就是这个形象气质颇佳的中国未婚妻。"如果不是因为她想去美国，我其实不想离开中国"，席斯说。席斯的未婚妻很矜持，外形气质都神似当时的四小花旦之一：徐静蕾，后文就简称她"小L"。日后混熟了，她还经常主动和我聊聊天。我方才知道她不仅漂亮还非常能干，自己有个不错的房地产中介公司。遇到席斯后，她就决定放弃中国的公司，结婚后去美国发展。"我不是因为他帅才喜欢他的，他人真的很好"，小L反复告诉我。当时，跨国婚恋还是比较稀缺且前卫的。

那时的北京，申奥成功没多久，一场SARS席卷中国，不少外籍人士纷纷离京，留在北京的通常只到我院的国际医疗部诊治，检查费用是普通病人的三倍。但因为没有钱，小席和家属要求住到普通病房，而且选择了最便宜的四人间。

　　发热的外国人一来病房，患者们立刻炸了锅。北京刚刚经过SARS的扫荡，谁都害怕SARS复燃，更何况是个不名原因发热的老外，谁知道会不会是个烈性传染病。本来美国小伙入住的是个4人间，同屋的其他患者和家属都很不满，集体向护士长抗议。好在当时病房刚刚开张不久，空床也多，护士长当机立断，按照消化道隔离的标准给他安排了一个四人间——只有他一个人住。席斯住到了特殊病房了，他却非常生气："他们为什么要歧视我？！因为我是外国人吗？"我耐心的告诉他："不是因为你是老外，是因为你得的病可能具有传染性，他们害怕。""……那你们医务人员不害怕吗？"小席问。"不会呀，因为我们都是医务工作者呀"，我微笑着说。他不知道的是，我们这个病房的医务人员全部都刚刚从SARS一线回来，既有丰富的传染病处置经验，也充满抗击病魔的勇气。为了防止不明病原体的播散，医护人员早就给他按照烈性传染病的护理标准开始护理和隔离，但是表面上又尽量做到人性化对待，不制造无谓的恐慌。小席安静下来，叹了口气，说："谢谢你们，你们都是天使，帮我制服我体内的魔鬼吧。他很快就要来了。每隔几天，这个魔鬼就会出来，我就会发冷、打哆嗦、憋气、发高烧，持续1天。但是一退烧，我就又和好人一样了。""你最近去哪里旅游过吗？""我们两个人2个月前刚刚去过云南和贵州，挺开心的。可惜回来没多久我就忙着和她准备结婚和办理回美国的签证，忙得不行。"

我在病历里记录下这些信息，一边写一边想：这不是俗称的"打摆子"吗？可是常听说非洲和广东地区有，云贵高原可没听说有啊。再说他刚发病2周，超过了疟疾的潜伏期了，间隔的时间有点久。疟原虫是非常细小的原虫，寄生在人的红细胞里，我只在大学的寄生虫实验课上看过，好像小小的红宝石戒指。老师说，只有在发热的时候才能在血里看到从红细胞释放出来的小小虫体，必须要很有经验的人才能看到。猜想归猜想，诊断还是要靠检查证实的。第二天讨论病情，陈教授进行了病情的全面梳理，也提出要把伤寒、疟疾等发热性传染病的检查都要好好做一做，尤其还要追一下之前在急诊血培养的结果。初生牛犊不怕虎，在细菌室，我拦住了一个看起来年纪较长的老帅——他正要出门，被我拦住在老楼的过道里问结果，老师面带微笑而且超级耐心地告诉我，结果还没出来，同时还针对我的问题指导我：伤寒诊断难度很大，肥达外斐试验的敏感性不够高，根据滴度变化判断需要较长的时间。值得推荐的快速诊断方式还包括发热时反复抽血培养，必要时可以抽骨髓培养。徐主任还对我这个低年小住院医说：如果送来标本，可以打个招呼，细菌室也会特意重点观察这个病人的标本。听到旁边人对他的称呼，我才知道他是徐英春主任！得到答案和知识，我高兴而温暖地走了，心想一个普通病人让我这个小住院医得到了协和这么多大医生的帮助，做协和内科的住院医真的很幸福。

席斯一住院就不烧了，可是我们不敢大意，手脚麻利地把各种检查包括骨穿都给他做了。病魔蛰伏了2天，果然卷土重来了。入院的第三天下午，经历了难得的2天平安无事后，席斯骤然寒战、高热，最高40℃，他再度陷入昏迷。那天赶上我值夜班，下午按要求在宿舍睡觉，接班时同事们告诉我，席斯和未婚妻疯狂地寻找我，希望我能在他身边陪伴他。果然，我一到他床旁就看到小席曾经帅气的脸庞晦暗如灰，嘴唇、口周泛起了大片的疱疹和焦痂，巨大的骨架筛糠一般地抖着。他的未婚妻躲到另外一张空床上蜷缩着，眼里满是泪水和茫然无助。"我来了"，我伸手握住他颤抖不止的手："不要怕，有我在。"席斯睁开眼看到我顿时激动起来，握紧了我的手："救救我，医生，魔鬼来了。"紧接着拉着我喃喃的说了好多话。我一边安慰他，一边轻轻松开他的手，准备抽取静脉血送检。为了完成操作，我要克服他的颤抖，将空针针头插入他因发热脱水而萎陷的静脉里，抽出20ml的静脉血液，这一原本没有太高技术难度的操作，随时可能因为他的抖动而告失败。我一边用英语安慰他，一边飞快地带上无菌手套，将20ml空针筒换上了比较细的5ml空针的针头以减少病人的紧张恐惧，消毒，绑带，进针，哆嗦并胡言乱语了一下午的席斯居然在抽血的一瞬间乖乖地安静下来配合，一针见血。我赶紧把还滚热的血打到血培养瓶子里又做了厚血涂片，这才踏实下来。小L在我抽完血后和席斯很不满地说了几句，她告诉我，席斯在发热时根本不让她靠近，一看见我就开始感激，包括承诺一定将来要帮助我去美国，他在美国的姐姐很有能力，可以帮我找到美国的工作……我对他们微微一笑，谢谢你们，不过我有自己的安排。

第二天，席斯不烧了，可是以前回报的血培养和肥达检查都没有发现伤寒，好不容易得到的血涂片也因为凝固，根本看不清。席斯的发热好像愈发的频繁起来，隔一天就烧一天。第5天白天，席斯又发起高烧，我们赶紧又抽了血培养和厚血涂片。这次为了万无一失，我们的实习医生亲自跑步把厚血涂片和试管送到了化验室。巧合的是，实习生刚刚出发，骨髓室给病房打来了电话，葛昌文老师在骨髓涂片里发现了疟原虫！很快，门诊化验室也传来捷报，血涂片里看到了大量的疟原虫。我们组里的医生们都开心极了，大家齐心协力一起为了他的疾病忙碌了几天，终于有结果了。护士长马上申请到了一顶蚊帐预防传播。

可是治疗又遇到难题了。疟疾在北京很少见，医院里能有药吗？感染科的盛瑞媛教授接到会诊电话就来了。大家赶紧扑上去问，盛老师笑眯眯的说："没问题，就用青蒿素，国产的双氢青蒿素，效果很好，咱医院有货！"这就是我对青蒿素的最初印象，简陋的小纸盒上写着"双氢青蒿素"，价钱便宜得很。美国大男孩席斯一脸茫然地听我用连篇专业词汇的英文进行了病情介绍，然后乖乖地把这个中国产小药片吃了，结果居然隔日就只有低热一次，此后再也没有发热，病人1周后痊愈出院！简直立竿见影！当时我对这个药物简直印象太深刻了，记得我后来还仔细阅读南方周末的专题报道，青蒿素在非洲拯救了数百万人的生命，真令人骄傲。2007年我才了解到屠呦呦是这个药的主要发明者之一。2015年她因此获得诺贝尔奖，实至名归。

在我们确诊席斯的疟疾后不久，席斯的父母还专门打过一次越洋电话给我。席斯的父母是美国的中产阶级，信奉的是有机食品和天然草药，反对西药治疗。听说儿子确诊为寄生虫病，赶紧咨询了他们的营养师，然后转告我：多吃生姜和大蒜有益于驱虫。对于这样的指导，我也只能一笑了之了。我还告诉他们，青蒿素也来自草药的提取物，请他们放心。小席回国后不久还专门请我把诊断疟疾时的图片发给他，美国的医生要看。不久，他又再次回信表示感谢，再次提到要帮助我出国的事情。我又一次婉拒。我知道席斯的未婚妻小L不会理解。犹记她拿到美国签证的时候欣喜无比，告诉我去美国是她最大的梦想，"你知道吗，席斯没有他看起来这么穷。他的父母家还有游泳池呢。我终于可以实现我的美国梦了。你要是想去美国可以找他姐姐帮忙……席斯很感激很崇拜你呢，说你是个很棒的临床医生，还很漂亮……"，小L眼神里充满了对美国憧憬，还有一丝对我的试探。我点点头，说恭喜你们了，不过现在我不想放弃协和内科医生的工作。小L不知道，在协和医院，去美国进修学习的机会很多，包括每年住院医都有到UCSF培训交流的机会，还有已成传统的百人计划。我的同事们和前辈们都曾经有过美国学习的机会。去美国，于我，是个早就考虑成熟的问题，那就是：在中国做个好医生。即使去美国，也是为了学习，一定还要回中国来做我的临床医生，服务于中国人！

果然，没有几年时间，中国如期举办了2008年北京奥运会。身为奥运村的医疗志愿者，我一边用英语为世界各地的运动员们解答病情，一边体会着主人公的自豪感。没过几年，美国开放对中国自由行，我很顺利地拿到美国签证到美国旅行，此后又因学术交流多次访美。

在学习、工作和交流中，我能时时感觉到部分年轻中国医生的不自信。2011年的一个青年医生沙龙上，我非常震惊地听到一个来自约翰霍普金斯的内科学和药学主任（退休）亲口说出对中国临床研究的定论："中国的临床研究不可信。中国人没有信仰。中国的文化就是不诚信的文化。"我当场就表示反对，激愤以至于要落泪，而限于提问时间太短，没有能充分表达。更为让我心塞的是，当时在场的同道青年均保持了"礼貌性的缄默"，与开会之初大家争先发言提问的热情场面形成了鲜明对比。会后特意索到教授名片一张，准备择期写邮件用文字反击。回家后搜肠刮肚，撰写了一篇数千字的长文想说明中国人的文化里，诚信为本。同时在人类历史中，中国人为医学贡献做了很多不可磨灭的贡献。然而我转念一想，突然又放下了辩论输赢的念头，扣下了这篇文章。

我在等待中国人"赢得"赞誉的一天。我认为，在任何年代和任何情况下，辩论是无法分出输赢的，只有用实力说话。"赢得"这个动词的核心含义是要"先赢"而"后得"。在这个充满竞争的世界，国与国之间的关系从来都是服从丛林法则的，不去用实力赢，就会任人摆布。与其用文字反击，不如取得实战胜利真正彰显实力。青蒿素发明多年，救人无数，赢得世界美誉；汤飞凡发现沙眼衣原体，并提前世界15年在中国消灭沙眼，无人能否认，这些都是中国人务实求真，对医学做出的无可辩驳的成就。有些研究无需诺贝尔奖的肯定，仍然意义非凡，比如中国人自主研发的两弹一星，比如自主制造的航母和大飞机。我们这些后来人需要做的，就是秉承并发扬先辈精神，做好科研工作，求真务实。我在等，等我和我的同道们，等仍然在医疗卫生行业内默默耕耘的医务工作者和科研人员交出一份更骄人的成绩，用事实和成果回击当年那位美国教授的偏见。对此，我特别有信心。因为早在10年前，我在协和内科经历的这个病例上，我就看到了中国医学的信心：我们有经验丰富、德艺双馨的医护人员，我们也有最紧密配合临床、赶超一流的实验室，我们还有祖国医学的宝库有待挖掘，我们可以做到更好。

那么，我们还需要等多久呢？

06 向死而生

如果有一个地方，让你最透彻地理解生与死，信与爱，我想，那里会是医院。

王羲之曾在《兰亭序》中感慨道："固知一死生为虚诞，齐彭殇为妄作。后之视今，亦犹今之视昔，悲夫！"面临生死，很少有人是冷静的。医生何尝不是？我们总自以为手握着生命的托付，却忘记了决定生死的是比我们更为强大的力量。

从震惊、愤怒、否认、寻求希望，到最终接受。于患者，于家属，于医生，都是一场历练……

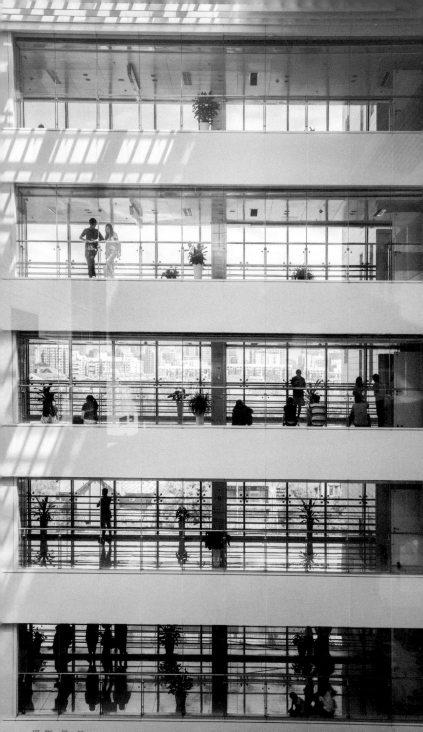

道别

自得麒乐

　　收到挚友发过来的短信时，是在一个阳光明媚的下午，我无法揣测那一刻他的心情，是不是世界在一瞬间失去了颜色。

　　他的父亲被诊断为肝癌。

　　之前一直以为只是肝血管瘤。

　　我们两个，在隔着几千公里的两个城市，做着外科医生。

　　我们经历过很多病人的生死，经历过很多家属的眼泪，我们跟患者和家属说过无数或有用或无用的安慰，然后又转身，在无影灯下刀起刀落，品读着刀下人生。

　　直到毫无防备地，自己站到患者家属的位置。

　　这种打击比普通人遭遇这种情况时更重。

　　一方面，我们是医生，却让自己的挚爱亲人在自己眼皮底下，得了如此严重的疾病却浑然不觉；另一方面，也因为我们是医生，我们更清楚这意味着什么。

　　但是：

即使你看惯别人的经历，并不意味着你在经历的时候就能做得更好。

即使你看见别人这么做，知道那是没有多少意义的疯狂，并不意味着，真到那时候你不会一样手足无措地去那么做，即便你知道那是没有多少意义的疯狂。

置身事外的时候，你看大概率；置于其中，你也会奢望奇迹。

我从后来很多人描述的只言片语信息中，努力去还原那一段经历：

他父亲的手术耗时6个小时，术后重症监护室待了近一周，一度严重的凝血功能异常，依靠大量的血浆冷沉淀[1]纠正，出监护室后仍然基本不能自主进食……

如果白天上班，晚上陪护的经历只是辛苦，面对这不容乐观的病情，则是情感的煎熬。

最大的无助，就是拼尽全力，却仍然无法改变结局。

多年后，我在一本心理方面的通俗读物上读到这样一段话：

> 我们常常会因为亲人的离世产生深深的自责，好像如果我当时做了什么，这件事就不会发生了一样。这其实是一种幼稚的自恋，它夸大了我们自己的能力，却忘记了决

1　是指富含Ⅷ因子及纤维蛋白原的成分血制品，用于纠正患者凝血功能异常

定死亡的是比我们更为强大的力量。

那句话给我的震撼是巨大的：医生何尝不是？我们总自以为手握着生命的托付，却忘记了决定生死的是比我们更为强大的力量。

"永不放弃"是对的吗？

"拼尽全力"是对的吗？

医疗的极限在哪里？在面对无法挽回的结局时，拼尽全力，是为了病人，还是为了减轻我们内心的自责，好让我们可以在面对那个结局的时候，去说，"我们已经尽力了"？

而人生最大的遗憾，不是死亡，而是在死亡之前，来不及去道爱、道歉、道谢，以及道别。

大一的时候我外婆去世，那是在2004年十一期间，去世之后两天我母亲才告诉我。后来外公家阳台上外婆种的花少了很多，只记得原来阳台上玫瑰开的时候外婆会用玫瑰花瓣制作玫瑰饼，昙花开的时候会有昙花汤。还有粉红和淡紫的喇叭花，在四月的时候，开满了阳台。

不同国家和地区的华人对死亡大多都持有相同但错误的观念。例如，患病子女不愿父母探访，以为不让父母伤心难过才是孝道；子女不愿父母受病痛折磨，盲目寻求救治方法，最终却让父母饱受更大的痛楚。

挚友父亲离世前，我跟他说，如果还上着监护，血压别测了，能静音都静音。所有抢救措施都不要上了。

第二天，他父亲走了。

我和挚友再次见面已是几个月之后，他从冰箱里拿出一瓶酸奶给我，突然淡淡地说了句："我爸最后根本吃不了任何东西，就只能喝点这个酸奶。"

四月的北京，一团团杨絮在空中飘散，棉花般地越聚越大。

把清明这个悼念逝者的日子，选在草木吐绿的初春，不知道这是不是先哲在教我们，把生死也看淡成一种自然。

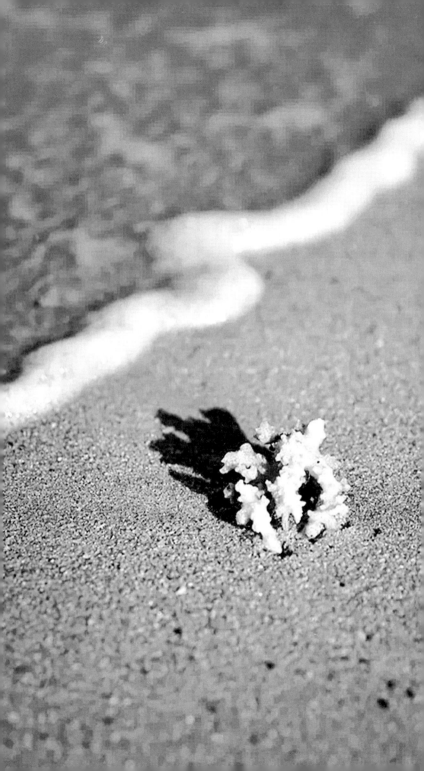

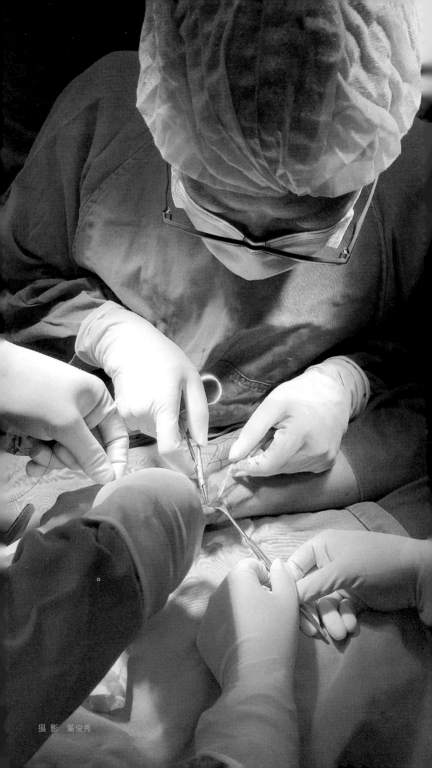
摄影 董俊秀

如果不是因为觉得费用高，家属不愿意病人住进ICU的另一个常见原因，就是觉得看不到病人。

每天，只有一个家属有机会在限定的时间去探视病人。更多的时候，他们的至亲至爱在一道冰冷的大门之后。

他们看不见那些插着无数管子和泵的亲人一次次在呼吸面罩上出现又消失的蒸汽，听不到监护仪单调的心跳记录的嘟嘟声，只能从来去匆匆医生嘴里简单的只言片语，去了解他们至亲的情况。

有时候，你觉得见不到，也许更好。

那是个22岁的男青年，大学即将毕业，刚签下一份不错的工作，一场意外的车祸，彻底地改变了他的人生轨迹。

病人的外婆进ICU来看过一次，从看见外孙的第一眼，就开始哭，她不停地拍打病人，又捏又掐，哭着一遍又一遍地重复说："我是你外婆呀！你怎么就不认识了？你快醒醒啊！"

除了被掐之后疼痛刺激带来短暂的痛苦表情之外，男孩更多时候是面无表情地东看西看，自顾自地抓扯盖在身上的床单。

车祸之后的脑出血，已经给病人带来了严重的智力障碍。听着老人撕心裂肺地重复"你快醒过来"这样的话，我实在不忍心戳穿——病人已经清醒了，他清醒了也就这样。

所以不如不见。见到了，反而更绝望。

更多的时候来的是男孩的父亲。我看见过那么多进来面对意识障碍的患者完全手足无措的家属，但是这个父亲绝对是个例外。半个小时，他熟练地给儿子做一遍全身肌肉按摩，然后开始涂各种护肤用品，接着开始给儿子刮胡子，一套做完时间基本刚好，最后说："儿子，爸爸明天再来看你。"

尽管男孩仍然毫无反应地自顾自抓扯床单，撕垫在身下的纸垫。

后来男孩的外婆又来过一次，在重复了哭泣和反复问患者"为什么不认识外婆，快醒过来"一类根本不会得到回应的问题之后，突然停下来，问我：

"每天给他擦的那些东西放在哪里？"

我赶紧把那些东西找出来，老太太有些笨拙地把各种水和霜倒到手心，然后一点点在她外孙皮肤上抹匀。

从震惊、愤怒、否认、寻求希望，到最终接受。

那是我见过最惨烈的主动脉夹层。

破口从主动脉起始部一路撕到双髂分叉，主动脉发出的所有主要分支无一幸免全部受累，顺便还逆向撕破心包引起心包积血，外院转入的路上一度心跳骤停，是按压才勉强又按回来的。入院的时候已经意识障碍，检查提示全身多个脏器都已经是功能衰竭的迹象。

所以病人进来我们能做的第一件大事，就是告诉患者家属，这情况，基本我们什么都做不了。

从震惊、愤怒、否认、寻求希望，到最终接受。

什么都不能做，只能看着病人死。

——这种残酷，对于病人家属，对于医生，都是一种深刻的绝望。

而且，这时间还无法预计。

甚至有一天家属都会问："你说他还有什么放不下？"

5天之后，病人终于撑不住了。

32岁的壮年。白发人送黑发人。

有时候活着，比死亡更加艰难。

这个病人应该是很长一段时间内重症病房最轻的病人。

他住进来是因为一起矿井下的瓦斯泄漏事故，他被困井下，昏迷了4个小时。

但是他活下来了。

我经常看见他一个人坐在病床上，带着一副读不透的表情。

有一天我值班，夜里一点我去一个个房间再次复核病人的出入量，以决定是否需要进行相关处理，走出那个病人房间的时候我想把灯关上，病人突然说：开着吧。

我不知道这个"开着吧"后面的意义。我只知道他在黑暗的矿井之下昏迷了4个小时，而先后3个下井去救他的人，都死了。

有时候活着，比死亡更加艰难。

还是车祸，患者骑着摩托车从6米高的高架桥飞了下去。入住ICU第三天，迟发性的脑出血，让医生和家属一样地措手不及。

高昂的花费和难以改变的结局，成了因为再婚而造成的8个子女庞大家族巨大的选择难题，8个子女大的已经40多，小的才16岁，难以统一的意见，纷争，相互指责。终于，达成一致。

病人出院时，8个子女逐一签字。

第二天早上上班，前晚值班的医生告诉我患者家属打了个电话，说病人突然醒了，问怎么办。

回光返照吧？我想。小心翼翼地给家属打了个电话，确认患者的病情。家属在电话那头说，病人昨天晚上11点走了，走之前有一段时间清醒的，使得每个子女都有机会跟父亲再说上几句话，老人走得很安静。

23床的老人家，住了快4年了，是位脑梗死失语的老婆婆，家属一周也就来探视一两次。无数次动员病人出院转院，都没有成功。放在医院，最放心，也最省心。老太太有心房颤动，有一次发作的时候我值班去看她，结果老人家死命地抓着我的双手，怎么劝都不放。

老太太估计也是不明白我们在说什么的，因为无论我们问她什么问题，她都没有什么有意义的回应。

她只是安静地看着你，微笑着，就像她听懂了一样。

其实我们都一样。

我们只是看见了，看见了在这个ICU里，外人看不见的一幕一幕，却以为自己，已是参悟了人生，参透了生死一样。

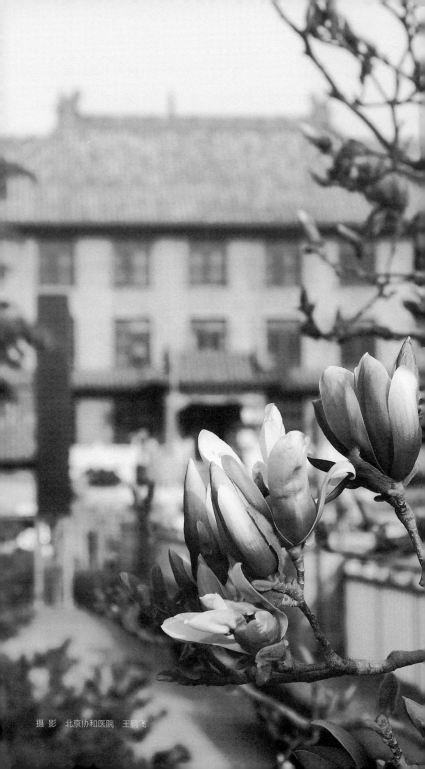
摄 影 北京协和医院 王鹏飞

缓和医疗：从对峙到和解

张宁

上医学院的时候，老师教我们以救人为天职，但没教我们遇到无法治愈的病人怎么办。记得轮转期间，一位晚期肿瘤的老先生在夜班突发严重的低氧血症。尽管他的双肺已被肿瘤侵占，脑部已有多处转移，但家属的签字是有创抢救全部同意，我仍要竭尽全力保住患者的生命体征。于是给患者连接呼吸机辅助通气，建立静脉通路、应用血管活性药物维持血压、动脉血气分析，一切紧张进行。患者仍旧在当晚去世了，抢救期间我不止一次从家属的眼神和表情中读出不再想积极抢救的意思，但始终没有家属把"放弃抢救"这句话明确说出来。

今天我所在的科室，每人都有一本宝岛台湾花莲慈济医院编纂的《安宁缓和医疗工作手册》，书中讲述了各种终末期疾病的缓和治疗手段。内容之详尽，方法之周全，令人不胜感慨。而我对和缓医疗的认识，源于对一位病患的诊治。

疾病——患者、家人、医护共同的困境

我们的患者为67岁女性，经检查诊断为结肠低分化腺癌，入院时已出现腹腔内广泛种植转移。病患的体力情况很差，已不能坐起。老人是她所在大家庭的核心人物，育有1子4女，大事都由老太太裁夺。在得病前，她是当地人眼中的"铁娘子"，几十年如一日地用拼命三郎的劲头工作，经营着一家规模可观的企业。这次来京，患者，尤其是子女们都对治疗抱有很大的期望，曾辗转京内各大医院求治。

对这位患者来说，病况似乎很明确，肿瘤四期、体能情况极差，手术和放化疗的机会都已经没有了。在有限的生存期内，作为医生，我们应当尽可能缓解患者的不适症状，让患者在意识清醒时做出自己的医疗决定，有机会道出自己的愿望，并尽可能实现其中的一些心愿。然而在临床实践中，没有一种情况能像预先写好的脚本那样来进行，甚至有比剧本更跌宕起伏的情节。

几个女儿很孝顺，寸步不离地陪伴左右，但也很紧张。住院伊始，几个女儿每次在我们进病房前，就会先把我们叫到几米远的走廊，反复叮嘱我们："一定不能告诉她实际病情，她接受不了，不好的检查结果也不要说。"亲情在这里编织成了一堵厚厚的隔离墙，拒绝任何负面情绪的渗透。这在中国的医院里司空见惯，然而在这家人身上似乎更明显。

家属巨大的期望和疾病晚期之间横亘着难以逾越的鸿沟，

但封锁事实的表面平静和之后老人一天天恶化的全身情况形成鲜明的对比。营养支持、止痛、护肝治疗，一天天过去，患者的胆红素和转氨酶却日高一日，直至出现梗阻性黄疸。

转　　机

此时的当务之急是处理黄疸，我们联系介入科，给患者放置了胆道引流管，之后黄疸逐渐消退，患者精神有所好转。这是病患的情况相对稳定的一个时期。某日下午，当从事缓和医疗的宁晓红医生去查房的时候，家属又一次叮嘱不要透露病情。宁大夫说："放心，我不会告知的。"

我们走进病房，宁大夫简单介绍自己并寒暄几句，然后握着老太太的手问道："我知道您现在很不舒服，您能告诉我这些不舒服吗？"老太太第一次打开了话匣子："我现在肚子胀，躺在床上一动不能动，说不出的难受，像个半死人。我真想坐一会、站一会，早点儿好起来啊。可是身子不遂心意，人一天不如一天，心里着急！这是协和医院啊，这么宝贵的床位，多少人等着住进来求治呢。俗话说无功不受禄，我有过什么大功劳，在这一直占着床位呢？想早点出院、早点回家……"

她边说边轻声啜泣，大概有二十分钟。宁医生一边听一边告诉她："我们会尽最大努力减轻您的这些不舒服。"离开病房的时候，老太太说："大夫你要常来啊。"她的眼神有些亮，似乎有着满满的期待。宁医生说："我一定还会再来看您的。"

这次谈话起到了一些融冰的效果。之后家人尽管仍一直要求隐瞒病情，但不再像之前那样，我们去查房时一讲话就诚惶诚恐。而这次交谈后我们发现：之前可能有些忽略和患者本人的交流，大多数的交流是和家属进行的。

之后两周，老太太有一个相对稳定的时期，胆道支架放置后黄疸消退，能够吃一点肠内营养剂和流食，有一回甚至在家属的搀扶下站立了几分钟。老太太变得很"乖顺"，每次查房后都要说一声谢谢，目光一直追着我们，眼神里仍有期待，甚至是留恋。患者住的那间老楼的单间病房，窗外是琉璃瓦的屋檐，经常有一两只麻雀停留在檐顶，夕阳的光映照进病房时，屋里显得安静祥和。

然而这短暂的平静期终究转瞬即逝，我们都有点遗憾。病患没能在这相对平稳的时间内完成一些心愿。之后病情再度恶化，抽血检查的指标满是红色报警箭头。老太太问家人："我这是什么病呢，就这么难治？"子女们开始意识到这个近在眼前的不良结局，开始准备老人的后事。然而对于是否告知母亲真相这件事上，仍然没有松动，那道隔离墙仍然难以逾越。

一天下午，一位志愿者走进病房，陪伴老太太一个下午，聊了很多内容。志愿者有着十几年服务终末期患者的经验。陪伴交谈结束后，志愿者给老太太送上了一束花束。而志愿者走后，老太太对医生说："这孩子顶好，真暖心哪。"那个下午，老楼一如平常安静，夕阳涔涔拂煦着病房的木质窗子，窗子里照进白杨树叶婆娑的身影。

道　　别

第二天上午，患者开始出现感染性休克。家人表示仍要积极治疗，我们应用广谱抗生素抗感染、补液、血管活性药物，生命体征又短暂地趋向稳定。患者的意识越来越模糊，儿女们这时陷入了矛盾——这些药物要不要继续用下去。最后他们艰难地决定——继续用。

但有一天上午，大女儿轻轻抚摸着患者的额头，然后低声耳语告诉她："妈妈，其实您患的是恶性肿瘤，抱歉没有早告诉您，但我们都很爱您，我们会一直陪伴您！"

最后的时间里，家人围坐在老太太身边，抚摸她的额头、手和脚。在最后呼吸无法维持的时候，家人反复挣扎，最后还是要求用无创呼吸机再维持一阵子呼吸，因为找当地"风水先生"算好了某个去世的时间点。我们虽然不认同这种说法，但仍然遵从了家属的意愿，连接了无创呼吸机。直到第二日凌晨，呼吸机、升压药物都无法再维持生命体征，老太太去世了。护士们在老太太身边放上三朵玫瑰，围绕患者床边行注目礼一圈，完成了最后的道别仪式。

我们在6月初收到家属寄来的一面锦旗，是我见过最大的锦旗。锦旗的内容是一封感谢信，点滴记录下患者住院时的一些细节。原来我们的付出，家人都看在眼里也记在心里。

后　记

　　生老病死是人生的四部曲，本应是自然而然的过程。旧时代那种儿女们侍奉汤药，老人在家中正房安然离去的场景，已经被医院里有创设备的全力维持所取代。而老人们表达治疗意愿的机会越来越少，更多地由家属代替决定。我们有必要重新思考医疗的初衷和意义，了解老年病患的治疗诉求，尊重他们的医疗决定。从缓和医疗的角度看待这些问题，或许有助于减少患者的痛苦、家属的心理负担，以及医生自身的职业倦怠感。让医学更靠近"人的医学"，应该是我们努力的方向。

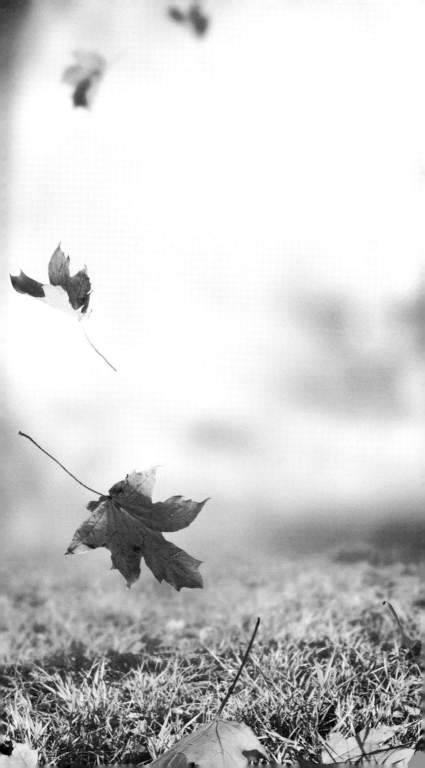

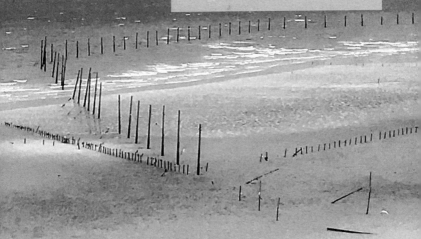

07 历史的蛛丝马迹

医学，从来都不是枯燥的名词和血腥的解剖。有没有想过，不生病，历史会变得多么不一样？艺术是否一如今天看起来这样生动有趣？医生很"八卦"，他们会从史书中读得出疾病，在名画中看得见体征，循着疾病发展的轨迹读得懂古今患者们的心。

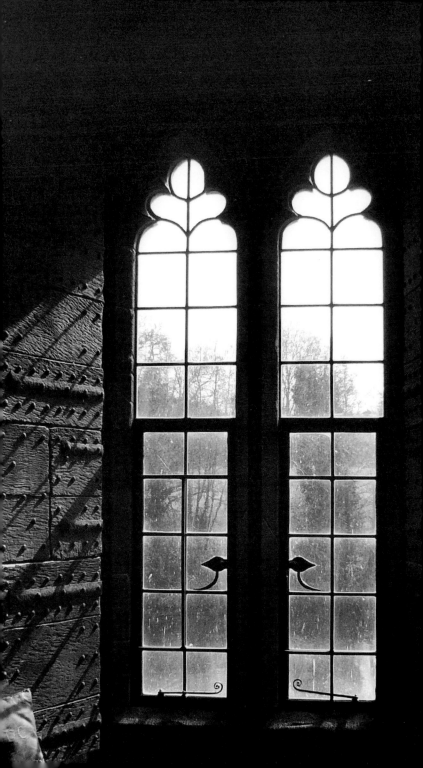

诗人、医生、暴风雨夜和吸血鬼

邵池

无 夏 之 年

1816年（清嘉庆二十一年）是一个奇特的年份。由于前一年印度尼西亚坦博拉火山大爆发，体积庞大的火山灰导致整个北半球在1816年春夏期间出现明显的降温、降雪冰冻和洪灾；大量的牲畜在寒冬被冻死；欧、亚、美洲均出现大面积的粮食减产。这一年被称为"无夏之年"。欧洲此时刚刚结束拿破仑战争，天灾加人祸导致十余万人丧生。

这年夏天，天文学家通过望远镜观测到太阳黑子活动极度异常。一种恐怖末世的气氛开始从科学家群体蔓延到整个市民阶层。人们开始担心它们是世界末日的征兆。在巴黎，一份小册子在四处流传，警告说世界末日来了。在欧洲和美洲的一些地方，7月还飘起了雪花；在中国，安徽、江西一带同样也出现了降雪。

诗　人

在6月份，连续的暴风和降雨迫使一个5人旅行小团体滞留在日内瓦湖畔的一座别墅（Villa Diodati）中。

在这5个年轻人中，有一位瘸腿的男子最为年长，当年28岁，俨然是这个小团体的领袖。此人衣着前卫、谈吐优雅、生性风流、放荡不羁，天生带有一种神秘而危险的气质。实际上，他的这次旅行就是

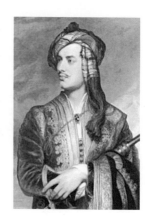
拜伦像

为了逃避因与同父异母姐姐乱伦而和妻子离异的丑闻。他早年即因长诗《恰尔德·哈洛尔德游记》在英国一举成名，成为年轻人纷纷效仿的对象，更是姑娘们白日梦的主人公。这就是诗人乔治·戈登·拜伦爵士（George Gordon Byron, 6th Baron Byron, FRS）。

医　生

在小团体中，还有两位男子也是诗人，但是现在仍是默默无名。一名是拜伦的随行医生、旅伴，光彩照人的波利多里医生（John William Polidori）。两年前，只有19岁的他就从爱丁堡大学的医学院毕业了。但是，小伙子显然并不热衷于

医学事业。和当时很多年轻人一样，他受到拜伦成功事例的鼓舞，梦想通过文学创作令自己一举成名天下知。因此他放弃了在英国发展的机会，自愿跟从拜伦，作为他的旅伴和随行医生走南闯北。

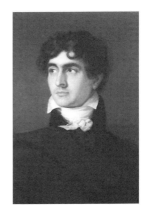
雪莱像

一开始，拜伦还对他的文学创作提出过一些建议和指导，但是很快高傲的拜伦就失去了耐心，开始对波利多里在文学艺术上的努力冷嘲热讽。旅途中拜伦的光芒给小伙子带来巨大的压力，波利多里发现，社交场合只要有拜伦在，那么他就永远是全场注意的焦点，就像他有把全场男性的魅力都吸入自己体内的魔力。其他人没有任何展示自己的机会——"如同淹没在月晕之中的星光"。

别墅里第三位诗人，虽然当时还籍籍无名，高傲的拜伦却已看出其文学的天赋而对他青眼有加。这也是一个

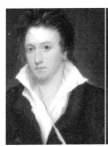
雪莱

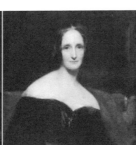
玛丽·雪莱

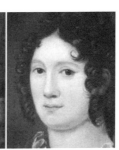
克莱尔

注定要在文学史上留名的人：珀西·比希·雪莱（Percy Bysshe Shelley），年仅23岁。

别墅中的两位年轻女士。一位是雪莱的情妇，18岁的玛丽·戈德文，也就是后来的玛丽·雪莱（MaryWollstonecraft Shelley）。可以说她和雪莱正处在私奔之中——因为雪莱此时还是有妇之夫。另一位是玛丽的异母妹妹，同样是18岁，漂亮迷人的克莱尔·克莱蒙特（Claire Clairmont）。在这一年的春天，克莱尔就成功和拜伦幽会。那次幽会的结果，就是如今她正怀着拜伦的孩子。

诞生杰作的暴风雨夜

6月16日这天晚上，暴风雨肆虐，5个人只能待在屋里。为了活跃气氛，拜伦打开一本德国恐怖故事集，开始给大家读故事。此时室外电闪雷鸣，而室内壁炉的火光投映在人身上带来摇曳的影子，大大增强了故事的恐怖效果。拜伦兴致高昂，提议每个人都来写一个恐怖故事。他没想到的是，这个提议竟直接导致了两部在文学史上有重要地位的小说的诞生。

玛丽·雪莱写了一个人造人的故事。这就是小说《弗兰肯斯坦》（又名《科学怪人》），在文学史上被认为是第一部真正的科幻小说。由于不是本文重点，略过不谈。

而波利多里医生则设想了一个吸血鬼的故事。一改古代传

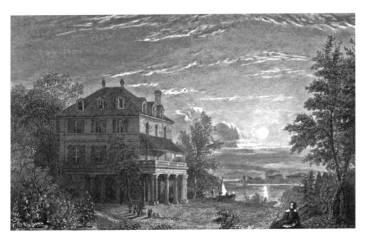

同时代的Villa Diodati的画作

说中吸血鬼如僵尸般的丑陋形象，波利多里的小说将吸血鬼描绘成衣着体面、文质彬彬、谈吐优雅具有吸引异性魅力，能够控制受害人的思想的绅士。这部小说为后世这一类型的小说（如布兰姆·斯托克的《德古拉/惊情四百年》、安妮·赖斯的《夜访吸血鬼》）开创了先河，设定了吸血鬼的形象标杆。

在这本小说里，波利多里描述的吸血鬼绅士有着贵族的气质，喜欢以高高在上的姿态捉弄、嘲笑凡人。当晚在别墅里听故事的人大概立马就明白，波利多里笔下的人物原型，毫无疑问就是——拜伦。

吸　血　鬼

波利多里为现代吸血鬼文学树立了标准形象，但是在此之前吸血鬼的形象并非如此。吸血鬼的传说由来已久，在多个古代文明的传说中均有出现（比如美索不达米亚文明中的莉莉丝，旧约中的该隐）。但是中世纪以后，东欧民间传说中的吸血鬼形象逐渐成为欧洲文明中的主流。

启蒙时代的大思想家伏尔泰在他的《哲学辞典》中的描述可谓是这一时期的代表："吸血鬼是尸体，他们夜间从坟墓中爬出来吸食活人的血，饱食后再爬回墓中。被吸血的人日渐衰弱、苍白、枯槁；而吸血的尸体则日渐血肉丰满，胃口益增。"这个形象非常接近中国传说中的僵尸。东欧传说中关于吸血鬼的其他描述还包括：皮肤苍白，吸血后变紫；害怕阳光；害怕大蒜，可被桃木或铁器钉心脏后死亡。

对于吸血鬼这样一个家喻户晓的超自然形象，医学史家当然不会放过用医学知识来解释这一传说的机会。历史上对吸血鬼传说的来源大概有这么几种看法：

- 最初的医学家认为，吸血鬼的传说单纯地来自于精神疾病，如歇斯底里发作。也有人认为，尸体在腐败时发生的肿胀、细菌分解的产气泡声，让人误以为形象狰狞的恶魔会从棺木里爬出来。

- 狂犬病：狂犬病患者有高敏症，畏光、畏大蒜（气味）。狂犬病还可以影响中枢神经系统造成睡眠节律紊乱（夜间出没）。狂犬病患者还畏水，所以古代传说能够看自己倒影的人不会得狂犬病，这可能就是吸血鬼没有倒影的由来。在传说中吸血鬼总是和蝙蝠的形象联系在一起，而蝙蝠就可以传播狂犬病。最后狂犬病患者确实会有咬人行为。

- 卟啉病：卟啉病是一种少见病，是血红素合成途径当中，由于酶的异常导致贫血及卟啉在体内堆积所致的一组疾病。

首次提出卟啉病患者可能是吸血鬼原型的人不是医生，而是位化学家。1985年，专门研究卟啉的化学家David Dolphin提出这一猜想。卟啉病患者自身血红素合成障碍；卟啉病患者的牙可呈棕红色，口腔黏膜出现大量紫红色斑点；并且卟啉病患者受光照后会出现各种皮肤损伤，会畏光。

卟啉病患者皮肤暴露部出现红斑、疱疹甚至溃烂。结痂后遗留瘢痕，引起畸形和色素沉着，严重者可有鼻、耳、手指皮肤结瘢变形。

其实，从历史的角度来看，Dolphin教授混淆了古代传说和现代文学作品中吸血鬼的形象：传说中的吸血鬼并不畏惧阳光；吸食人血进入消化道后会被消化分解，几乎不可能通过进食的方式来补充血红素，所以卟啉病这种说法到目前仍未获得医学界主流的认可。

后　记

那天晚上，命运女神在垂青于这些年轻人，令他们写下传世名作的同时，冥冥中似乎也给他们降下诅咒。在场的三位男性几乎无一人幸免。

波利多里的手稿在1819年被人盗走出版，名利双失，后染上赌瘾，债台高筑，于1821年服用氰化物自杀，年仅25岁。

1822年，29岁的雪莱乘坐自己的小船"唐璜"号在意大利近海航行时遭遇风暴，船只沉没遇难。

拜伦后来投身于希腊的独立战争，1824年在航行途中积劳成疾，随行医生用污染的器械对他实行放血疗法。拜伦因此患败血症死亡，年仅36岁。

时间已经过去了200年，当年在别墅中的欢声笑语早已随雨打风吹去。如今只剩下这座别墅静静地矗立在日内瓦湖畔，看惯波谲云诡、日月变换。

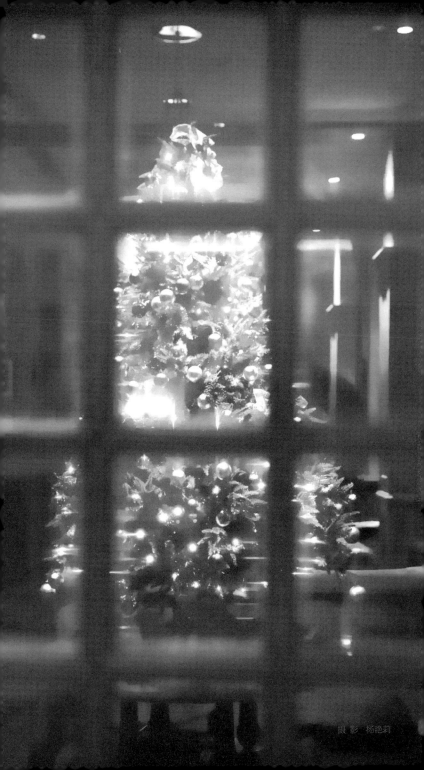

摄 影 杨艳莉

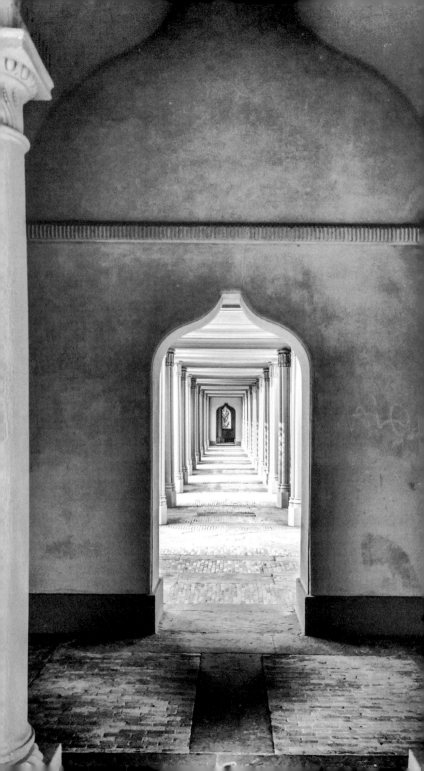

解剖课
——医学发展背面的金钱交易、犯罪和道德沦丧

邵池

引子：特尔普教授的解剖课

我们从一幅在艺术史和医学史上都有着重要地位的名画开始今天的故事。1632年，荷兰阿姆斯特丹外科医师行会按照惯例要为他们最出色的行业领袖绘制一幅画像。而一切因缘际会，他们选择了一位年仅26岁，刚刚来阿姆斯特丹发展的年轻画师来完成这个委托。这幅作品令这位名叫伦勃朗的画师名利双收：他不仅借此画确立了在阿姆斯特丹艺术圈的地位，而且画中的每一位人物都付给了他不菲的酬金，作为中心人物的特尔普医生（Nicolas Tulp）至少付给他双倍的酬金。

我曾经在讲座中给大家介绍过这幅画中出现的解剖知识错误。而今天我们要谈这幅画更为隐秘的一面：解剖课背后的商业利益，以及因而出现的犯罪、凶杀的黑暗史。

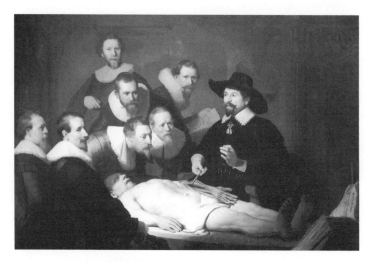

《特尔普教授的解剖课》，伦勃朗，1632年，荷兰海牙莫里茨皇家美术馆

维萨里的生财之道

我们还是要从现代解剖学的开创者安德烈·维萨里（Andreas Vesalius）说起。解剖学是临床医学的基础学科。现代医学的开端标志之一，就是1543年维萨里出版了他的不朽名著《人体的构造》（De Humani Corporis Fabrica）。而在维萨里之前，欧洲各大医学院所教授的解剖知识，都是来自于古罗马医学家盖伦（Claudius Galenus，129-199AD）的著作。盖伦的解剖学著作存在大量的错误，在一千多年的时间里，竟然一成不变地传承下来。其中的一个主要原因，是在长达一千年的中世纪时期的大部分时间，天主教会是不允许解剖尸体的。

当然，历史上醉心于医学研究，甘冒禁令偷偷解剖尸体的

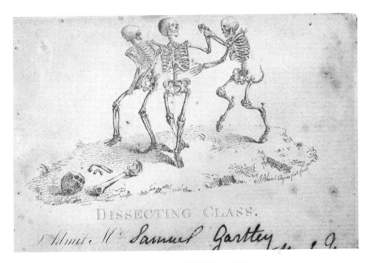

一张1800年宾州大学医学院解剖课门票

学者从来没有断绝过，其中最为著名的就是达芬奇（Leonardo da Vinci，1452—1519）。他至少解剖了30具尸体，并留下了丰富的手稿。由于过于出名，以至于当时的教皇利奥十世特意对他颁布封杀令，禁止其再解剖尸体。

然而宗教终究不能阻挡科学发展的脚步，从中世纪后期开始，欧洲各地开始逐步解禁解剖尸体，允许医学院使用死刑犯尸体进行解剖教学和研究。随着解剖实践的增多，越来越多的学者发现盖伦的教科书充满谬误亟待修整。在这样的背景下，维萨里最后成为了那个横空出世、名垂青史的"The One"，并非毫无原因的。

1537年，年仅23岁的维萨里成为意大利帕多瓦大学的外科和解剖学教授。这个头脑灵活的年轻人开创性地把解剖学课放在演出戏剧的圆形剧场里进行，并且面向社会公开售票，所有人只要买票就能进来听课。每张票价相当于现在100~200元人民币。据记录，最多时有超过四百名观众涌进剧场来观看他的解剖课。维萨里因此收入颇丰。实际上，他的开山巨著《人体的构造》的封面，正是他在剧场讲课的场景。从图中我们可以看到，听众的组成形形色色非常复杂。当时对解剖学感兴趣的人，包括医学生和医生、对医学感兴趣的贵族、从事绘画的艺术家以及喜欢猎奇的普通市民甚至包括想从中发掘灵感和素材的小丑。

维萨里开创的这种公开解剖课的模式，由于利润可观，很快就发展成为一种像戏剧、音乐表演一样的社会性活动，并很快发展成熟为一种"官医协作"的商业模式。每年的死刑犯有限，市政厅拥有死刑犯尸体的所有权，也就是控制着尸体的分配权，自然很希望在其中分一杯羹。像在上图中的特尔普教授，他本人就是市政委员会的一员，自然有获得尸体的优先权；而作为回报，他解剖课的相当一部分收入要上交给市政厅所有，从而达到了"双赢"。

极具商业头脑的维萨里的点子绝不仅限于此。开放解剖课模式成功后，他很快找到在当时意大利地区名头最响亮的画室——艺术巨匠提香的工作室[1]，与他协商出版一本充满精美

1　当时欧洲的绘画行业已经具有非常成熟的商业模式——成名的画家普遍成立自己的工作室，收纳学生、雇用学徒为自己作画。这些学生/学徒熟悉画家的画风，能够独立或者分工完成完全具备画家风格的画作。这样对于一般的创作委托，基本上都由他们来完成；就算是较高级的委托，也可以是在学生/学徒完成后，由画家本人修改润色，再签上自己的大名就可以了

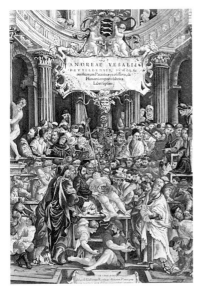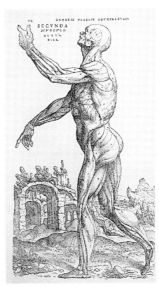

维萨里《人体的构造》封面和其内的精美插图

插图的解剖学书。从盖伦时代以来，医学教科书基本上都是文字为主的。他的这一想法在当时非常的前卫大胆。种种迹象表明，提香派遣他的学生卡尔卡（Jan van Calcar）的团队来完成这一工作。最终卡尔卡团队为维萨里画了超过250幅插图，最终成就了《人体的构造》一书的不朽地位。这书一出版即获大卖，成为社会讨论的焦点，而维萨里也因此红遍欧洲。

盗 尸 者

朋友，念基督，且把情留；

莫掘此处内藏之尘朽。

保此石墓者必蒙天佑，

盗我尸骨者必受咒诅。

——莎士比亚（William Shakespeare，1564—1616）的墓志铭

当历史的车轮进入17世纪，现代科学进入了快速发展的时代。医学院的规模日益扩大，对尸体的需求更是日益高涨。尸体在医学院中的用途不仅限于解剖教学，医学家需要使用尸体的各种器官进行医学实验；外科医生需要用尸体来锻炼手术技巧。如此庞大的需求，使得每年数十具死刑犯的尸体根本是杯水车薪。以英国为例，文献资料表明，在1826年，英国的医学生一共解剖了592具尸体（若加上用于医学实验的肯定会更多）。然而，同一时期的1831年，一整年却只有52例死刑犯人。即便如此，由于民间的某些基于尸体的迷信，经常会出现在刑场上普通百姓和医生哄抢尸体的乱象，导致尸体的紧缺更加雪上加霜。那么这中间存在的巨大缺口是如何被填补的呢？这里就要提到一个应运而生的灰色行业——盗尸行为（body-snatching）。

从事这一行业的人自称盗尸者（Resurrectionist），一般都是社会底层的工人。他们有自己成熟的生意链条。从17世纪到19世纪的二百多年间，可以说每一位有名的医学家或外科医生都有购买尸体的固定渠道。比如被誉为"现代外科手术之父"的约翰·亨特（John Hunter，1728—1793）就是需求大户。

一具尸体的价格因地域、年代以及尸体的稀有程度会有较大差别，实际上就算在同一时期市场的价格也是在不断变化的。身处盗尸行为最为猖獗年代的外科名医阿斯特利·库柏（Astley Cooper，1768—1841）在1828年曾说他平均买一具尸体需要花8个畿尼[1]，但是不同的尸体会花2~14个畿尼不等的价格。这显然是个利润不菲的行业。

另一方面，盗尸者这个群体随着时代的推移也越来越专业。他们有专业的掘墓工具，到后来完全不是野蛮的开挖，而是通过打盗洞，以外人毫不察觉的方式盗取尸体。剑桥大学考古系的发掘成果显示，他们甚至针对不同的医生分门别类地盗取尸体的相应部分，比如一根上肢，或一个头颅；但是他们大多数人不会取走陪葬的财物，这和盗墓贼有着本质的区别。

由于回报率高，这个行业在不断壮大。在19世纪初的伦敦，就有约200人参与其中。他们组成不同的帮派，划分地盘；甚至到后来联合操纵市场价格。1816年，伦敦著名的圣托马斯医院，由于不满对口帮派将尸体最低价格提升到2畿尼，转而向个体盗尸者购买尸体，导致帮派冲进解剖室，毁坏尸体，并逼迫学校签订新合同。

有鉴于此，部分医生甚至亲自去盗尸，这样也可以更好地保证尸体的质量。比如下图这张1777年的漫画，显示的就是

1　1畿尼折合1000~2000元人民币

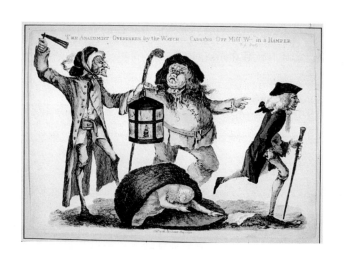

我们敬爱的约翰·亨特医生亲自去盗尸不幸被守墓人发现被迫抛下尸体落荒而逃的故事。

这种医生亲自参与盗尸的情况在美国更为普遍。性格自由大胆的美国人组建了多个秘密盗尸的医生社团。比如创立了哈佛医学院的医学巨擘约翰·华伦医生（John Warren，1753—1815）就秘密组织了一个叫"勇敢者"（Spunkers）的解剖社团，并自己或命令仆从去挖尸体来解剖。

在17世纪，盗尸就已经成为一种普遍的社会现象。这就是为何在本节开始的时候，大家看到莎士比亚会这样写自己的墓志铭。普通贫穷人家对此实际上无能为力。有钱人和贵族则可以通过修建私人的教堂和墓园，雇佣更多的守墓人，再不济也可以给自己的坟墓加一个铁栅栏。这种情况在盗尸

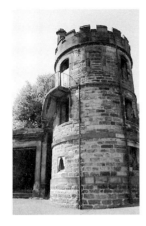
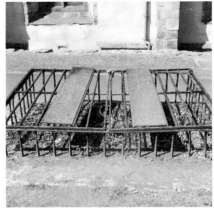

爱丁堡墓园的瞭望塔　　　　　　　　爱丁堡墓园的保护性铁栅栏

极度猖獗的苏格兰爱丁堡地区（由于著名的爱丁堡医学院的
存在和苏格兰人的习性）尤为突出。

猎尸者和尸体交易的衰亡

　　如果你觉得，上述的情况已经足够黑暗和道德败坏，那
你就错了。须知在金钱面前，人类的道德从来是没有下限
的。当历史行进到19世纪初，尸体的短缺情况日益加重，而
盗掘尸体的运营成本日益增高，就有人开始打起活人的主意
来。解剖杀手（Anatomy murder）或叫猎尸者，指的就是那
些杀死活人来为医学院提供尸体的人。这种目标的转移就如
同现今移植器官短缺便有人开始猎取活体器官一样发生得如
此自然，仿佛这就是人类的天性。

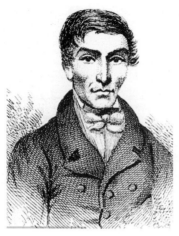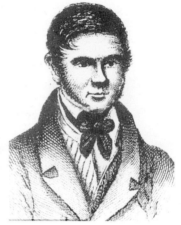

威廉·博克(左)和威廉·黑尔(右)

在所有的猎尸者中，有一对杀手尤为著名。这就是威廉·博克和威廉·黑尔（Burke and Hare）。在1828年，这两个爱尔兰人在爱丁堡谋杀了超过16人（很可能达到30人），并将这些尸体以7~10英镑[1]/具的价格卖给了爱丁堡大学医学院的诺克斯教授。这一案件在当时的社会影响非常之大，以至于从此后英语中将这种猎尸行为称为"Burking"。

这一案件以及后续的一些猎尸案件对社会产生了重大影响，令医学界和社会的一些有识之士纷纷站出来呼吁政府立法对抗这种恶行。到1832年，英国议会终于通过了"解剖法案"（Anatomy Act of 1832），承认了捐赠尸体用于医学用途的合法性，

1　约相当于现在7000~10 000元人民币

允许死在基础护理机构的穷人尸体直接转运给医学院解剖。这一法案在很大程度上解决了尸体的供给问题，因而很快使尸体交易的市场萎缩消亡了。

后记：如何公正地评价17到19世纪
非法尸体交易对医学发展的作用

要对这一事件作出清醒和客观的评价其实并不难。只要注意不要落入唯科学论者的逻辑陷阱之中即可。唯科学论者会辩称，虽然非法尸体交易牺牲了少数人，但是它极大地推进了医学科学的发展，从而间接挽救了更多人的生命。这种说法罔顾非法尸体交易对当时社会、家庭的极大冲击，对人类文明和道德准则的践踏，将罪恶的本质用鲜花的门面装扮起来，是极具迷惑性的。

剑桥大学的路易斯·威尔斯博士有个比方能够很形象地评价这一事件，她认为盗尸行为对医学的影响，就如同两次世界大战对人类文明的影响。盗尸虽然短期内给医学发展带来了某种便利或促进作用，但是旷日持久并且愈演愈烈的盗尸行为及其背后所代表的人文缺失和道德沦丧所带来的社会影响，对医学本身的伤害作用都远甚于它对医学带来的积极作用。不难想象，没有人文道德约束的医学科学，会将人类文明引入怎样的歧路之中。

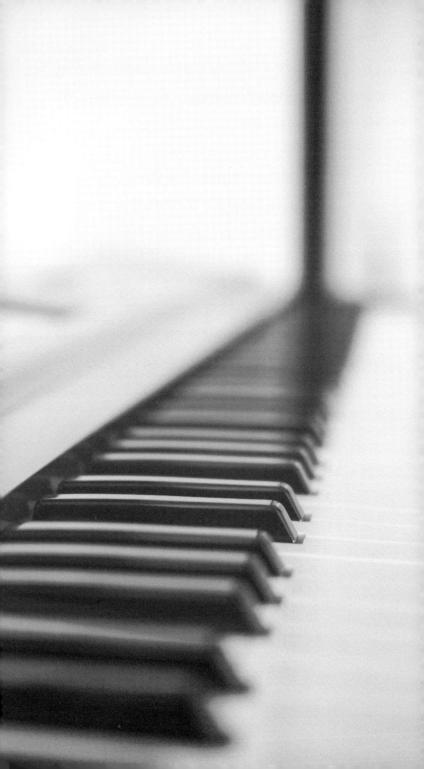

莫扎特死因之谜

邵池

1791年12月5日，35岁的W·A·莫扎特在维也纳去世。由于死得非常突然，病因又扑朔迷离，因此200多年来，他的死因一直是人们研究探讨的焦点。

引子：一部电影对大众的影响

1984年，由福尔曼导演的传记电影《Amadeus》（莫扎特传）热映，并斩获奥斯卡包括最佳影片、最佳导演在内的八项大奖。在这部电影里，编剧将莫扎特的死因解释为心怀嫉妒的宫廷乐长萨列里，化装为"黑衣人"委托莫扎特创作《安魂曲》，令他身心俱疲而死。由于这部电影在全球的观看人数众多，以至于这种说法在大众中深入人心，甚至当时在中国国内被当成了真相。

编剧并非空穴来风。事实上，在莫扎特死后，"莫扎特是被萨列里毒死的"这样的谣言就开始在小范围内流传（萨列里曾经教过贝多芬。有一次罗西尼跟萨列里开玩笑说："贝多芬很幸运，他有自我保护的直觉，不会和你一起进餐，否则说不定你就把他送到另一个世界去了。"萨列里冷冷回答道："我看上去像个投毒者吗？"）。晚年的萨列里身患阿尔兹海默病，深受这种谣言之苦，一度在神志恍惚时高呼"莫扎特就是我杀的"这样的话。1824年5月23日，在可怜的萨列里企图割喉自杀不久，作曲家Calisto Bassi在维也纳全城派发他的长诗《贝多芬欢乐颂之四行诗》，在其中第一次公然提出莫扎特是萨列里毒死的。虽然警察在当天就收缴了大部分传单，但是这一谣言已经传播开来。当时官方请看护萨列里的两位护士来向公众证明这句话并非萨列里清醒时候说的，那又有什么用呢？到1831年，普希金甚至根据此谣言创作了戏

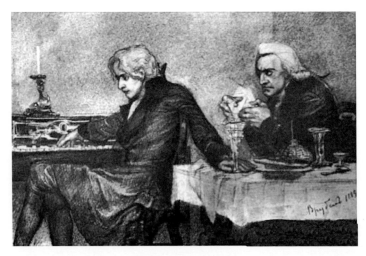

莫扎特生命最后岁月的表现

剧《莫扎特和萨列里》，66年后又被里姆斯基·科萨科夫改编成同名歌剧。于是谣言通过各个时代的文学媒介如病毒般地流传，根本停不下来。

莫扎特可以说死得很突然——就在他死前十余天，他还在新开的共济会会所生龙活虎地指挥康塔塔。但这并不能说明什么，疾病当然可以早就潜伏在他体内，在生命最后的时刻方显露出来。所以我们要把莫扎特1791年最后几个月的情况重新捋一遍，才能使我们对其健康状况有整体的认识。

9月6日，莫扎特在布拉格指挥歌剧《狄托仁政》首演，有朋友注意到莫扎特脸色苍白、疲惫，但精神很好。

9月30日，莫扎特在维也纳指挥歌剧《魔笛》首演，他特意请了好友萨列里去观看；整场演出过程中萨列里一直在场下喝彩带动气氛。这段时间莫扎特在给妻子康斯坦采的信中提到他的身体健康情况更加糟糕了（他妻子当时在巴登巴登）。这段时间，从莫扎特的信件中能够找的症状包括：抑郁、妄想、头痛、晕厥、消瘦。

10月，康斯坦采曾向莫扎特的传记作者回忆道，在该月某次郊游时，沮丧的莫扎特提到了死亡，他觉得自己被人下毒了，并提到正在创作的《安魂曲》简直就是给自己写的。此后，康斯坦采建议他暂停安魂曲的写作，转而为将落成的共济会会所创作康塔塔[1]（"Freimaurerkantate" K.623），莫扎特

---

[1] 古典音乐中的一种声乐套曲形式

接受了。

11月18日，莫扎特在共济会新会所指挥他的首演康塔塔，这是他最后一次公开露面。当时他情绪高涨，对康斯坦采说："我之前觉得自己中毒了是多荒谬的想法啊，我应该重新开始安魂曲的创作。"

11月20日，莫扎特突发高热，卧床，从此再也没起来。高热时伴大汗、全身疼痛。康斯坦采注意到他开始出现四肢水肿，后逐渐出现反复呕吐，夜间为著，后期开始有腹泻。他极其虚弱，看护他的小姨子苏菲和她母亲必须扶着他才能让他坐起。患者的肿胀逐渐发展至全身，甚至无法在床上翻身。另外一个他极度虚弱的旁证是：他虚弱到对声音极其敏感，以至于他最爱的金丝雀不得不被拿出房间。

11月28日，莫扎特的医生克洛塞（Closset）请维也纳总医院的高级医师萨拉巴（Dr Mathias Von Sallaba）来会诊。萨拉巴注意到莫扎特身体上有多发的皮疹，因此诊断为"Miliary Fever"（注意这个单词，不要将之翻译为"伤寒"，应翻译为"粟疹热"，这是当时对所有发热出疹疾病统称的历史名词，包括猩红热、伤寒、斑疹伤寒等）。照顾她的康斯坦采、苏菲等人都没注意到皮疹，说明皮疹可能并不在身体暴露部位，而且也没有痛痒。

12月4日，晚上莫扎特持续高热、烦躁。克洛塞医生被急呼过来，为莫扎特施行放血疗法，并让苏菲给患者额头冷敷。结果刚一敷上莫扎特就剧烈抽搐，随后昏迷。接近午夜的时候莫扎特再次躁动，苏菲注意到莫扎特间断大口呼气，她以为莫扎特是在昏迷中无意识地练习安魂曲中小号的段落，其实可能是莫扎特已处于陈-施呼吸[1]。

12月5日，凌晨一点，莫扎特在昏迷中死亡。

12月6日，莫扎特的好友斯维滕男爵出钱组织葬礼，苏斯迈尔（莫扎特学生，安魂曲的续写者）、萨列里等人护送灵柩下葬在圣马科斯墓园。但这一段缺乏史料，苏斯迈尔、萨列里等护棺人可能没有最后到达墓园，莫扎特墓前未竖墓碑，所以再也没人知道莫扎特葬在了哪里。

莫扎特临终情况相关传记史料的真实性

以上描述主要来自于莫扎特最早的两部传记：尼姆切克（Franz Xaver Niemetschek）的 和 尼森（Georg Nikolausvon Nissen）的。两人都是莫扎特同时代的人，他们通过采访当时在场的人而获得第一手资料。特别是尼森，他是康斯坦采的第二任丈夫。但是这并不意味着这些资料就一定准确。比如说，最有问题的可能就是莫扎特最亲近的人：康斯坦采。

已有多名历史学家指出，以康斯坦采的性格和家庭经济情况，她在向传记作者叙述经过时，会倾向于将故事说得更加悲情一些，增加了不少戏剧化的成分（比如前文提到的莫扎

---

1 呼吸逐渐减弱以至停止和呼吸逐渐增强两者交替出现。是神经系统对呼吸节律的调节失常的表现

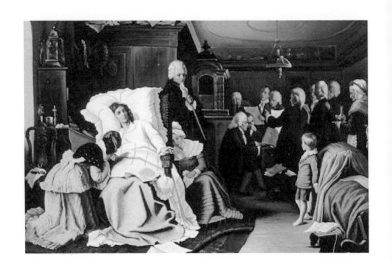

特觉得安魂曲是给自己写的情节），以求在传记出版后获得更多的同情和经济援助，所以如果某个情节只有康斯坦采一个人提到，基本上是不可信的。

又由于传记作者采访当事人的时间是在莫扎特去世后数年乃至十数年后，当事人的记忆已非十分准确，甚至故意掺进去一些"神化"情节。这个时候，就算来自是两个独立当事人的证言，也可能是有问题的。比如，不止一个人提到，在莫扎特死前24小时内，莫扎特曾要求将安魂曲的谱子拿到床上，召集人和他一起合唱《安魂曲》中的段落。从医学角度说这是完全不可能的。倒是他的儿子，当时7岁的卡尔后来曾说过的一段话更为可信："我记得在他去世之前数日，身体就已经肿胀得无法动弹了，而且散发出恶臭，提示身体内部已经坏死。到死的时候，他的身体已经肿胀得无法进行尸体解剖了。"

所以，在对他死因进行医学分析之前，我们应该牢记，我们能够信赖的资料并不多，可能莫扎特的信件和医生的医学记录是其中较为可靠的两种。令医学家最为遗憾的就是莫扎特遗体的佚失，否则就不用如此麻烦了（20世纪90年代找到的所谓"莫扎特遗骨"至今未获得确认）。

对莫扎特死因的各种推测

莫扎特从小体弱多病，1762年，6岁的莫扎特差点死于猩红热（这次猩红热还并发了结节性红斑[1]，被其父亲发现，使得列奥波德·莫扎特成为医学史上第一个描述结节性红斑的人）。莫扎特一生中得过的病症很多。简单地说，包括以下这些：猩红热、风湿热、急性扁桃体炎——此三者都和链球菌感染相关，还有伤寒、天花、病毒性肝炎，除此之外，严重的上呼吸道感染至少出现过5次。

那么莫扎特的直接死因到底是什么呢？由于人们对莫扎特兴趣浓厚，导致200多年来，对莫扎特死因的猜测据说有100多种。历史研究要求我们"大胆地假设，小心地求证"，所以我只将医学历史研究者所作的主要的几种推测列举如下：

1　是高于皮面的一种红色或紫红色疼痛性皮疹

1. 结核

鉴于结核在那个年代颇为流行，再考虑到结核症状的极度多样性，任何怪病都应该想到结核。结核可以解释他1762年出现的结节性红斑，可以解释1784年和1787年发生的两次肾绞痛（肾结核），以至于生命最后的肾衰竭（Wechsler et al. 1960）。但是莫扎特一直没有肺结核的症状，而且病程实在太长了，可能性并不很大。

2. 急性细菌感染

也有一些医学家认为不应被莫扎特此前纷繁复杂的慢性病所迷惑。他最后15天的情况就是一个独立的急性感染事件（很可能是在共济会会所那天感染上的）。再加上莫扎特身体基础条件差，使急性感染发展成败血症导致莫扎特死亡（F Franken，1980）。

3. 中毒

前文已经提到关于萨列里毒杀莫扎特的谣言。其他被传毒杀莫扎特的人还包括：共济会（因为他在魔笛中泄露了共济会的秘密）、霍夫德迈尔（Franz Hofdemel，因为莫扎特勾引他妻子）、犹太人。有意思的是，前文提到莫扎特曾幻想自己中毒了，这个毒药叫作托法娜仙液（Aqua Tofana）。如果我没记错的话，这个药在《基督山伯爵》中也出现过，是那个年代妻子想杀害丈夫于无形之中的居家必备"良药。"发明此药的初衷是想将其作为有美白护肤之效的化妆水，但它很快被发现能使人慢性中毒。该药的主要有毒成分是亚砷酸和氧化铅。另外一种说法是，莫扎特是慢性汞中毒，这个几乎可以解释1791年9月以后的所有症状（Lerner，1966）。汞中毒的原因是因为莫扎特患有当时的常见病——梅毒，而当时治疗梅毒的通用方法就是汞剂。然而，至今尚无任何证据表明莫扎特出现过梅毒的症状。

4. 尿毒症

我们终于说到肾病了。因为莫扎特临终前的突出表现是全身肿胀，最后昏迷，很多人会第一时间想到肾衰竭（Barraud 1905，Greither 1956，Clein 1959，Scarlett 1964，Carp 1970，Fluker 1972，Karhausen 1998）。根据莫扎特的病史，他有各种理由得上慢性肾病（比如链球菌感染后肾炎、慢性肾盂肾炎等），但所有人都知道，单单肾衰竭是无法解释所有症状的，肾衰竭背后的疾病究竟是什么？

5. 急性风湿热

这也是目前最主流的看法（Bär，1966；Katner，1969；Neumayr，1994；Fitzgerald，2001）。毕竟莫扎特从小就有反复链球菌感染的记录，发展成风湿热毫无问题。风湿热可以解释莫扎特最后的发热与肾脏受累。许多医学家认为他一开始的肢体肿胀其实是风湿性关节炎所致。但是单纯用风湿热确实解释不了患者的粟粒疹和头部症状。这里有一件事值得注意，就是"古登纳医生的证言"。1824年"萨列里毒杀莫扎特"的传言在维也纳甚嚣尘上之时，萨列里的好友朱塞佩·卡巴尼（Guiseppe Carpani，海顿的第一部传记作者）向维也纳总医院的内科主任古登纳（Guldener Von Lobes）求助，古登纳医生虽然没有直接看过病人，但是克洛塞和萨拉巴都曾向他说起莫扎特的病例。古登纳向维也纳公众发表声明，证明莫扎特的确是因为"风湿和炎症引起的发热而死亡，而这个病在维也纳市民中很常见"，他见过许多死于莫扎特相同表现的病例。这一声明很大程度地平息了谣言的传播。

6. 静脉切开放血术

放血疗法术是那个年代治疗所有炎症和发热的通用疗法。根据后人分析，克洛塞医生在莫扎特最后的15天中不止给他放了一次血，总放血量可能高达2000毫升。莫扎特本来就是个小个子，还有贫血（很可能是肾性贫血[1]），这样程度的放血足够使其因失血性休克而死亡（Bär，1966；Katner，1969）。

7. 感染性心内膜炎

早在1959年就有人提出了感染性心内膜炎的假说（Clein，1959）。在风湿热的基础上，出现风湿性心脏病再正常不过了，而有了风湿性心瓣膜病这个定时炸弹般的高危因素，出现感染性心内膜炎真是理所当然（1790年5月莫扎特曾有过一次严重的牙痛记录，而且很可能因此拔了牙，大概就是这时细菌入血了）。只是莫扎特比较不幸，35岁就发病了；而同样的病，马勒在50岁才得上。感染性心内膜炎的

---

[1]　指各种因素造成肾脏促红细胞生成素产生不足或尿毒症血浆中一些毒素物质干扰红细胞的生成和代谢而导致的贫血

菌栓[1]可逐渐导致脑脓肿（解释其头痛症状）、肾衰竭和败血症，最后要了他的命。

8. 过敏性紫癜

过敏性紫癜可以完美地解释所有症状：11月18日那天他去共济会会所时又一次感染上了链球菌，然后感染导致免疫反应诱发了过敏性紫癜——这个诱发的潜伏期大概在1~7天。于是出现了关节炎症状和皮疹。而过敏性紫癜的皮疹可以是无症状的，主要分布在双下肢，当时的人有在天冷时在床上穿bed-sock保暖的习惯，所以苏菲没有发现这些皮疹。然后作为过敏性紫癜的常见症状——恶心、呕吐、肾衰竭，这些症状不出现反而不合理了。甚至有人认为，莫扎特的头痛、临终前的昏迷有脑出血的可能。这个也可以被过敏性紫癜血管炎完美解释。而且由于过敏性紫癜容易反复发作的特点，很可能在1784年和1787年，莫扎特就已经出现过过敏性紫癜了（Cream et al. 1970）。

9. 旋毛虫感染

这种假设其实相当不靠谱，但是因为当年发表在了影响力颇大的专业期刊上（Hirschmann J. What killed Mozart? Arch Intern Med 2001；161：1381），引起了激烈讨论，所以在最后简单提及。赫希曼认为，莫扎特有吃未烤熟猪肉的喜好。旋

1　此处指感染性心内膜炎中，细菌增生与机体反应引起心脏内赘生物，若脱落可导致周围血管栓塞，因富含细菌成分，俗称"菌栓"

毛虫倒是当时欧洲常见的寄生虫，但是很少致命，根本解释不了临终症状；除非寄生虫感染诱发了过敏性紫癜，那就回到前面的解释了。

10. 其他论点

其他一些论点，比如因为莫扎特不晒太阳导致维生素D缺乏影响了抵抗力等，都不能成为致死的主要原因。还有根据所谓的"莫扎特头骨"的检查，发现莫扎特受过外伤，可能死于慢性硬膜下血肿这种论点，由于那个头骨无法被证实是莫扎特的，所以就不值一提了。

作者的观点

列举了这么多可能死因，到总结的时候了。我个人的意见是，紧扣患者的症状和体征。最突出而确定的表现是粟疹热。在上述假设中，能够解释这一表现的唯有感染性心内膜炎和过敏性紫癜。注意感染性心内膜炎可以出现皮肤瘀点、Janway损害，同样分布在肢端。权衡两种疾病的发生率以及和风湿热的关系，依照奥卡姆剃刀理论[1]，我还是倾向于感染性心内膜炎。

1　Occam's razor，在医学上的意思是如果问题能简单地用一元论解释，就不采用复杂的（多元的）解释

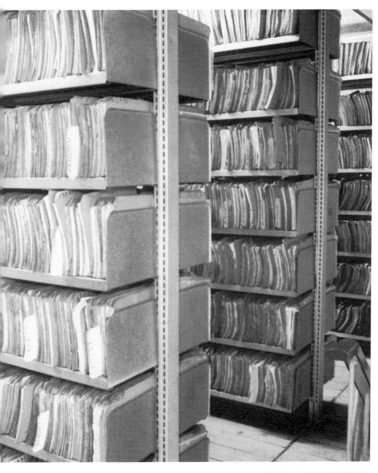

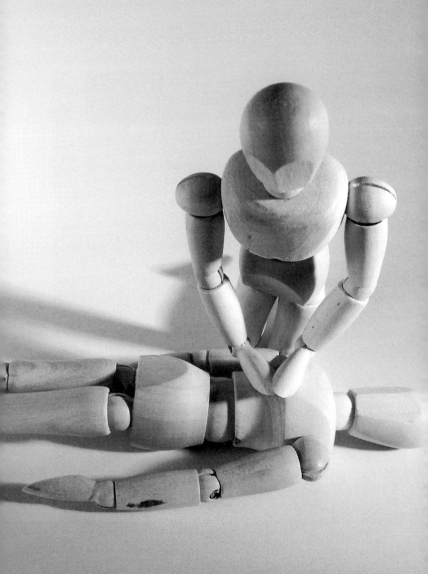

复苏的假人是谁
医生们练习心肺

车璐

塞纳河的蒙娜丽莎——复苏安妮（ResusciAnne）背后的故事。

19世纪后半叶的某一天，一个年轻女性的尸体被从塞纳河上打捞出来。当时无名的尸体会被放在巴黎停尸房中，以便亲人朋友们认领。当时执勤的验师官被这个年轻姑娘脸上的表情吸引了。那是一张毫无痛苦痕迹的脸，相反，这姑娘脸上有一种神秘的似笑非笑的表情。验师官特地把她的面部表情做了石膏模型保存了下来。

不久，位于塞纳河左岸的Mouleurs石膏模型工作坊开始出售这个面具石膏，并且受到巴黎艺术家们的追捧。这个姑娘的表情被视为创作灵感的来源。无论是作家、画家还是雕塑家，大家都试图用自己的想象力来编织"溺水蒙娜丽莎"（drowned Mona Lisa）背后的故事。很快，这个无名的姑娘出现在了几乎所有巴黎画室的墙壁上。

多年后，大约1955年，当时挪威一个小有名气的玩具生产大亨Asmund Laerdal被联系制作一个CPR心肺复苏假人，用来模拟急救场景、培训急救技巧。恰巧他本人几年前曾经遭遇过自己的儿子差点淹死在河里。当时将儿子看似已经冰冷的身体从河里拉出来并且给予心肺复苏的场景历历在目。

Laerdal很重视这个急救假人的制作，他很快完成了整个身体的制作，却在头部制作的时候犯了难。考虑到女性假人对参与CPR培训的学员可能更有亲和力，Laerdal想用女性的面容来制作一个头部模型。但是怎样的一张面容既能代表"意识不清"需要救助的患者，又不会显得太狰狞，对培训产生负面的影响？ Laerdal猛然回忆起他曾经在自己爷爷奶奶的房间里看到过的一个石膏像。

没错，后面的故事大家就都知道了，那个石膏像正是我们之前说的"溺水的蒙娜丽莎"。

后来Asmund Laerdal和儿子一起专注于医学假人模型的制作，成立公司经营至今。

补记："溺水的蒙娜丽莎"并不是真的叫安妮，关于她的真实身份众说纷纭，至今没有统一的定论。并且对于她当时是否是真实的溺水身亡也有质疑的声音。部分法医鉴定学专家认为，一般溺水身亡的人都不会看起来如此的健康、祥和。不管真相如何，感谢这个塞纳河畔的蒙娜丽莎为复苏安妮的制作带来了灵感。让这个世界上更多的人拥有了急救知识和技能，在关键时刻挽救了生命。

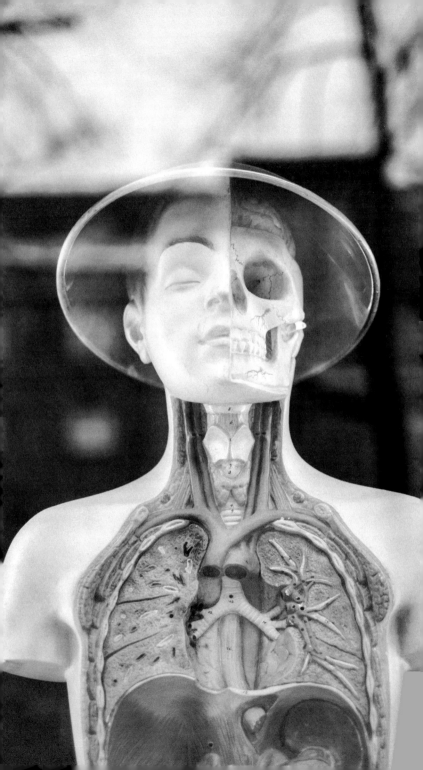

医学的『专业』和『高贵』

——当『外来客』入侵时

陈罡

　　小学时第一次接触计算机，恰逢 Windows 系统崛起，吞食 DOS 操作系统的年代。上课时，老一辈的计算机老师告诉我们，Windows 系统下点点鼠标就能搞定的操作一点儿也不专业，那是在"玩"计算机，唯有输入一连串复杂的 DOS 语句才能显露出满满的"专业"范。

　　老师说这话的时候一脸的不屑，尽管他没有叼着烟斗，当时的我完完整整地脑补了一幅他叼着烟斗斜眼看人的场景。

　　多年后，"00后"的孩子们完全不知道 DOS 的存在，他们中的大多数人长大后也只是"玩"计算机的普通人，编织专业计算机语句的事情，我们交给了程序员。

　　2007年，苹果推出第一款触摸键盘手机时，有人嘲笑说，这种在屏幕上的抓抓摸摸连人类婴儿甚至猩猩都能做，触摸键盘是"返祖"的设计，唯有实体键盘才能体现人类智慧的"高贵"血统。

他说这话的时候一脸的不屑，尽管他没有叼着烟斗，当时的我完完整整地脑补了一幅他叼着烟斗斜眼看猴子的场景。

不到十年，"00后"的孩子们长大后的第一部手机没有物理键盘，他们中的大多数人只是"返祖"的普通人，实体键盘的"高贵"血统，竟然没有在新生代中流淌。

科技越是发展，应用越是简单。从原因到结果之间，从动作到效应之间的"黑箱"部分可以越来越多地交由计算机来完成。

如今，"专业"而又"高贵"的传统"医星人"也受到了来自"外星人"的入侵，当一群"外来客"天天在家门口喊着互联网和基因的时候，你当然可以选择叼着烟斗，站在楼上透过窗户斜眼看着他们。

你不相信互联网对数据的处理能对你的临床工作产生多大影响，"我每天看的病人比这复杂多了！"你不相信基因测定的结果对于事件发生的风险会有多大效果，"If I get the results but can do nothing, what for？"[1] 你觉得他们不专业、不靠谱，没学过医学就想要"玩"医学，"Too simple，too naïve[2]！"

万一，十年后的一天，患者带着全外显子测序的结果来找你看病，问："这份结果对于我的疾病和用药有帮助吗？"

如果你不能回答，你可以脑补一幅患者叼着烟斗看着你的场景。

当然，你也可以选择和那群"外来客"一起，参与这场医学的变革。在这场变革中，"玩"出医学的"专业"和"高贵"。

1　如果我拿到了检测结果，却什么都不能做，该怎么办

2　此处指不成熟

在一名医生的一辈子中，能够经历医学变革的年代并不多。萌芽时期的医学到经验医学，经验医学到循证医学，而后再到如今的精准医学……变革的脚步似乎越来越快。我们这一代的医生，正在幸运地经历着一个或两个医学变革。

萌芽时期的医学，古代的中医和同一时期的世界医学相比，具有出类拔萃的先进性和人性化。经验医学的顶峰时期，中国也曾诞生过世界级的医学科学家。然而，到了循证医学年代，拥有众多患者数量、本该有资格诞生最多医学证据的中国却变得默默无闻，乃至于"来自中国的循证医学证据"可以当成副标题写入国际期刊。

一位资深互联网人士说，五十年前看经验，如今看循证，未来看精准。事实上，这句话出自一位医学业界外的"外来客"，语惊四座！

由于基础医学研究的滞后，我们对于分子水平、蛋白表达、各种因子上下游之类的"黑箱"问题的研究难以超越对手，但互联网和基因所可能产生的"大数据"似乎可以帮助我们一定程度上绕开自己并不擅长的"黑箱"问题。

果真如此的话，在这个新的历史节点，中国和世界医学又站到了同一条起跑线上，借力"外来客"的科技，拥有庞大患者数量的中国应当能够产生更多精准医学的成果，未来的《新英格兰》《柳叶刀》等一流期刊也会越来越多地出现中国医生的名字。

或许，当一个时代的趋势开始发生的时候，纵然我们会有天然的抵触，我们也应该学会去拥抱它。

08 文 末

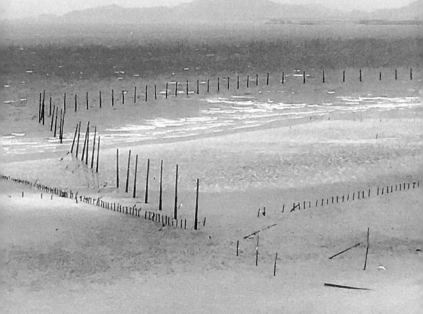

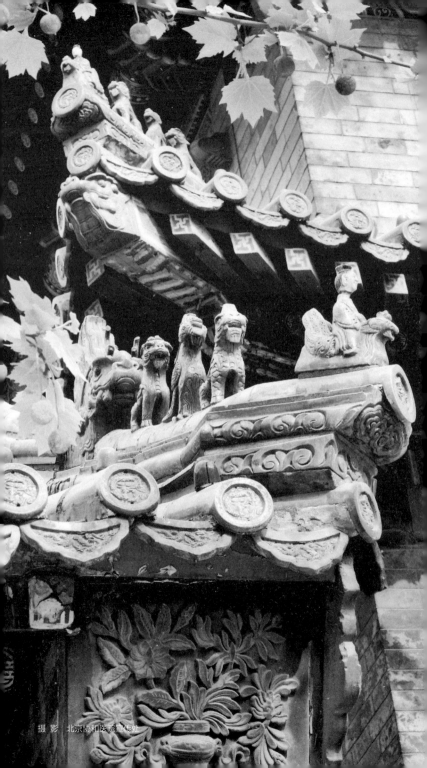

上班的路

夏鹏

庭院中的雨燕

过去半年，一直在协和老楼里的科室轮转。起自民国的建筑，高大温润，在闹市一隅伫立百年，看遍了世上的喧嚣，人若置身其中，仿佛也能安静些。

时光也磨损了许多，外墙偶见的斑驳，屋檐角上驾鹤的仙人，偶尔也会没了首领，但是这些不妨碍她的稀罕，以至于大导演拍民国的故事，也要来这里选景。

协和医大有一个合唱团，叫做雨燕，十来年了。我自己没有任何音乐的天分，偶尔听过一两次演出，并无能力去分辨优劣，看着年轻的学生们投入和忘情的歌唱，其实也很好。每次的保留曲目，似乎都是雨燕。我困惑了很久，为什么是雨燕。

结果这几个月，反反复复从九号院背后的连廊走路去上班，在郁郁葱葱的庭院之间，偶一抬头，才忽地发现，原来每天早上都会有不少的燕子在这一方天空中盘旋鸣叫，于是恍然。

要说这条路，过去这十几年，也并没少走。学解剖的时候，见习、实习的时候，包括刚上班轮转七楼二区的时候，都是走过的，竟然从未有一次注意到。那时候更年轻的自己，想的是什么，做的是什么，现在甚至都有些记忆不清了，还留有印象的，则仅剩一点点意气风发，一点点少不更事。估计那时的我，从没有获得能使自己略微安静下来的心境，仔细感受这个庭院的安静古朴，自然也谈不上去注意这百年来在上空中俯瞰医院众生的燕子了。

直到三十几岁了，经过了一些事情，顺利的，不顺利的，才第一次能在上班的路上去重新发现这些润物无声的美好，也还不算晚吧。

夫　　妻

血透中心的轮转，持续了三个月。ESRD（终末期肾脏病）的病人，每周几次来透析以维系生命，自己和家人的生活方式极大地受到了影响，一把一把地吃药，如果没人照顾，其实是很不容易的。即便有亲人照料，几十年如一日的陪伴和操劳，也难保不磨平了感情。

独自一人来透析的，不少，但是同样也有很多由老伴送着来的病人。

年纪最大的，已经八十几岁。老先生每次推着轮椅送老伴来透析，微笑着跟所有人点头致意。老太太耳背得厉害，牙齿都掉光了，持续地咧着嘴笑，让我们因为病人密集上下机带来的紧张感一扫而空。后来老太太因为心梗突然去世了，老先生回来跟医生护士道谢，依然和所有人点头致意，只是笑容敛了，白眉低垂。

更多的则是妻子推着丈夫来透析，熟练地报出病人的数据，再给他们准备了吃喝，然后坐在门口耐心等四个小时，有一句没一句地聊些家常，骂骂自己的老公，再数落几句顽皮的儿子，到点了各自麻利地起身去迎自己几分钟前还在口诛笔伐的丈夫，量完体重血压，两人再相跟着离去。

记得有个透析的女病人，有一天通路出了问题。我带着她在急诊折腾查血做超声，消停之后才有机会和病人的先生聊几句："这些年不容易吧。""嗨，这有什么容易不容易的，娶了个赔钱货，十几年了这样，想不要也不行了。"说这话的时候，他没避着病人。我本来心中微微惊讶，没想到他说话这么直白。但是再看他们对望的神情，都是笑意吟吟的，才明白人家是在虐狗呢。

后来我去了内分泌，又收了个垂体前叶功能减低、干燥综合征、脊髓损伤的男病人。诊断确实不容易，垂体功能也只能替代了，病人长期尿失禁，生活并不能完全自理，他夫人推着他去做各种检查会诊。有时候楼道里碰见了，看她一头汗，皱着眉头笑。临出院前的周末，我在加班整理病历，她便拉着我诉说了近十年来求医的过程，讲他们在外面的周折，讲她求着门诊大夫加号的辛酸和不易，边说边掉眼泪。我静静听着，末了只能说，幸好他有你这么个媳妇儿。结果她哭得更凶了。

举案齐眉，相敬如宾，都是很美好的状态，已是难能。相濡以沫，共渡难关，并且习以为常，在这个人情味慢慢消散的社会里，有时候才显得更加弥足珍贵。

父　子

几乎每一对父子，可能都会经历相似的几个阶段。小时候，我们觉得父亲无所不能，无所不知。长大了，我们念书了工作了结婚了，觉得父亲老迈啰嗦反应慢，跟不上时代。等到自己遇到难处了，遭到挫折了，走投无路的时候，却发现其实父亲一直默默地关注和守护着我们，再一次变成了我们儿时心里的超级英雄。

去内分泌病房接班之后，手里的两个三十几岁的男病人，都有些困难。

一个是鞍区占位尿崩垂体功能减低，外周干干净净，如果要明确诊断，取鞍区占位的活检几乎是惟一的出路。活检手术的风险很高，价格不菲，但是试验性放疗的价格更为昂贵，且难以预测效果。病人自己因为肥胖、低通气和睡眠呼吸暂停，长期低氧，记忆力极差。为了跟他谈清楚手术的事情，我几乎使出了学医十几年来所有的沟通本领，奈何每天早上再问他还是会忘记一切，让我自己开始怀疑自己是不是活在"土拨鼠日"里。他的父亲每天陪着，从我接班到后来转走手术都只是穿着一模一样的一件"不到长城非好汉"的T恤衫，为了保证儿子有水果吃，他自己每天都在吃方便面；我谈病情的时候，他总是点头点得很快，但是问他我刚说了什么，他也只是憨笑。

另一个则是库欣病的病人，在外经过两次开颅手术，两次经鼻蝶窦入路手术，以及两次 γ 刀治疗，奈何瘤体仍在增长，包绕颈内动脉，患者几近双目失明，高皮质醇血症带来的并发症也在他身上体现得很充分。陪护左右的，有他七十多岁的老父亲，每日眉头紧锁。在和病人父亲沟通后，我发现他们对于病情的理解并不十分到位。又由于病人病得久了，老人自己思维的定式相当顽固，以至于我每天都需要花费大量的时间去慢慢纠正他的看法。直到有一天，病人的父亲终于明白了，明白了自己的孩子是一个多么棘手的病例，预后又是多么的不确定。在长久的沉默之后，我能看到的则是他的眉头锁得更紧了。

那段时间，我每天几乎1/3的时间，都用来和这两个病人、两个父亲谈话和解释。我们的建议背后，固然有生的希望，但是同样暗藏回不了家的风险。两个病人不约而同地把决定权都交给了父亲，而经过数十次让我掉头发的谈话，病人的父亲们迷茫，犹豫，激进，再犹豫，直至最终下定决心，都选择了最为积极的诊治方式。

最终的结局，目前都还难以预知，我们能聊以自慰的，是对于这样的已经难以套用指南和前人经验的困难病例，协和医院的前辈们依然不避险阻，去尝试给别人以最大的生的希望；幸运的是，病人也都有坚定朴实的父亲，在他们最需要帮助和支持的时刻，如影随形。

同　　胞

异位ACTH综合征的凶险，我以前的体会是不充分的。直到见到隔壁组收的一个男病人，几个月的时间，病情进展极为迅速，单单是为了应对顽固的低钾血症，氯化钾、螺内酯都几乎用到了极量，枸橼酸钾溶液也几乎是一天一瓶，即便如此，血钾也难以维持在3以上。

主治大夫的经验是非常丰富的，全身的影像学筛查，迅速锁定了胸腺占位为可疑的责任病灶。内分泌的主任教授坐镇组织多科会诊，快速推进治疗决策，大胆果决，令人十分敬佩。

病人惟一的陪床家属是他的姐姐，出人意料的是，在手术谈话的时候，她却犹豫不决，担心开空开错，纠结潜在的责任归属，着实听得人心焦。好在主治大夫并未放弃，而是进行了漫长而艰苦卓绝的谈话。最终结果应当说是不错的，手术很顺利，肿瘤切下来以后，各项内分泌指标都在以肉眼可见的速度改善。

尽管让人心焦，但是主管大夫告诉我，送去手术室后电梯关门的一刹那，病人的姐姐还是说了句"谢谢大夫的帮助和关心"，留下大夫自己发怔。

想起以前处理过的一个26岁的TTP（血栓性血小板减少性紫癜）的姑娘，48小时内恶化到危在旦夕。惟一的家属是哥哥，血浆置换利妥昔单抗，哪一项的代价都十分高昂。我记得那段时间最常见的场景几乎就是病人的哥哥在楼道里打电话跟人借钱，我无法想象他遭遇了多少白眼赔了多少好话，但是他最终拿出了充足的经费来支撑治疗。在陪护的每一个晚上，他都拉着病人的手进行"鼓励"，说大夫讲指标好些了；完了自己一个人再到病房外面去抹眼泪。

病人最终还是转危为安了，出院的时候，妹妹挽着哥哥的胳膊，跟我们道谢。我说，该谢的不是我们，是你哥。说完了，他哥哥眼圈就红了。

亲　　情

在我心中，李安导演最好的作品，莫过于《饮食男女》。老朱说，同在一个屋檐下，相互之间的顾忌，才是一家人之所以为一家人的意义。

人性的好与坏，都漫无边际。但是我想，绝大多数的人，不管是政商精英还是贩夫走卒，不管是过家门而不入的英雄还是十恶不赦的罪犯，在心里都保留着对家人的情感和依恋。这种无形的纽带，在疾病的挑战面前，显得更加明显和坚韧，也印证着中国人几千年来深入骨髓的家的概念。

在这个过程里，很多时候我们深陷其中，因为关心之人的喜怒哀乐生老病死，我们也变得阴晴不定，郁郁寡欢；也会因为他们的好转而雀跃欢呼，如释重负。很多时候我们之间会有争吵、分歧、隐瞒，但是更多时候则是关心、爱护、帮扶。

如果以生意人的眼光，这显然是一个异常亏本的买卖。但是我们一代代人就如此演绎着，所依靠的，不过是亲情罢了，一种多数时候细弱如丝，却永远无法断绝的亲情。

上 班 的 路

过去半年，我也遭遇了一些考验，在某些艰难的时刻，我不止一次怀疑过自己在做的事情，究竟有无意义。

一个又一个的出其不意，打得我措手不及，待到逐一熬出了结果，也忽然发现自己对于很多事情的感知有了新的体验。

我能够更加平静地去面对不受我控制的事情，去认真地走一走上班的路。有的时候我会看看方形的天，看看盘旋的雨燕，很多时候会遇见透析室的病人和保安，跟他们打招呼。

甚至有一次，遇见了列队通过的身着博士服去参加毕业典礼的毕业生们，看着他们兴奋的表情，就好像看到了五年前的自己。

从风雨篮球场走向老楼，路并不长。不过我听说有人讲，这短短的连廊可能要走一辈子。

现在我已不敢去奢谈什么一辈子，只是觉得在拨云见日之后，我对做医生依然喜欢，依然保有热情，依然难以割舍。

也许，这就是我自己与行医之间的羁绊罢。

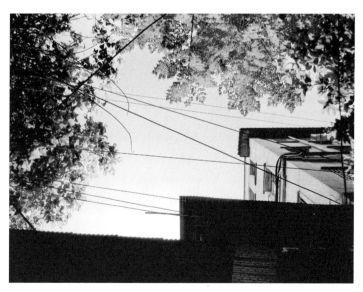

摄 影　自得麒乐

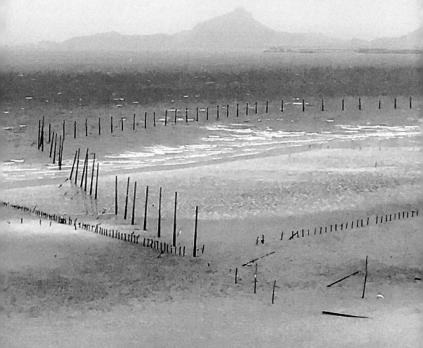

09 跋

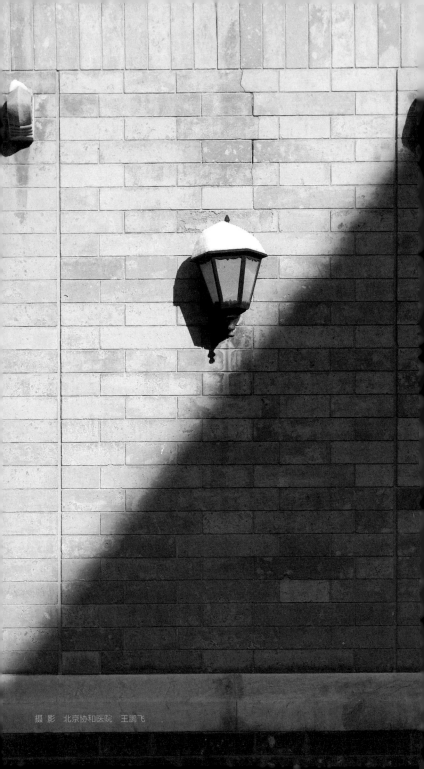
摄 影　北京协和医院　王鹏飞

"协和八"微信公众号由北京协和医学院的几位同学于2014年10月创立，主要面向医学生和住院医生，以"让临床妙趣横生，让思考更真诚，让生活更有趣"为目标，引导读者的医学知识学习和医学人文思考。现有编辑16名，作者90余名，审稿老师100余名。创立以来，协和八微信公众号已不间断推送文章600余天，产生了700余篇优质原创文章，目前已有读者10万余，遍布全国医学院校，在业内已有一定的影响力和知名度。

本书是"协和八"的第二本书，在图书出版前，我们对16名小编进行了采访，并摘录如下。

Q：希望"协和八"在订阅用户眼中的形象是怎样的？

金钱薄荷：希望"协和八"像本小口袋书一样揣在身边，

平日里也许想不起打开她，但有问题的时候可以随手翻来找寻答案。

黑草乌叶：希望订阅者通过"协和八"看到一群充满活力的小医生，他们热爱医学，更热爱生活；我更希望订阅者能够通过这群小医生看到身后那些默默支持他们的前辈们，感受到薪火相传的医学精神。

异叶青兰：我们希望成为你们志同道合的朋友，是你们成长道路上的伙伴；我们希望和你们一起并肩向前，和你们一起喜怒哀乐；我们希望让你们知道，这条路虽然很崎岖，但是你们从来不是一个人。

阿月浑子：希望大家能从"协和八"有收获，不管是知识还是精神上的支持；更希望大家能多多参与进来，"协和八"不是一个单向的输出平台，不是说教的平台。"协和八"，小医生的大世界。需要朋友们和我们一起构建多姿多彩的精神世界。

小干脆面：亲切又学术，认真且逗比。

六月雪叶：不起哄，不赶趟，踏踏实实地学习，快快乐乐的分享。

Q："协和八"走到今天有什么感谢的话要对谁说？

异叶青兰：每当想到老师同学们从一开始对我们的支持和鼓励，心里就充满了无可言喻的感动。在我们如履薄冰的创始阶段，对于这样纯公益的文章和纯白板的平台，他们仍然愿意在繁忙的临床工作学习之余、付出心血和精力。这些精精致致的稿件、密密麻麻的修改、反反复复的推敲令人难忘……感谢所有一路走来陪伴我们走过来的伙伴！

阿月浑子：最感谢的应该是整个协和，协和的教育是"熏"出来的，我们开始"协和八"的历程，和这样的熏陶是分不开的，走到现在更是依赖老师和同学们无私的帮助、支持。不忘初心，"协和八"会坚定地走下去。

五色石脂：感谢我们有爱的小编团队，一群有热情的志趣相投的医学生，愿意花去自己的业余时间，愿意用心去把一件事情做好，愿意一起努力、一起承担。这对我来说，是最宝贵、最值得珍惜的经历。

紫花苜蓿：要特别感谢支持和关注我们的医务工作者们，大家为我们的栏目提建议，积极参与我们的各种讨论，无疑是"协和八"成长的阳光。

Q：在忙碌之余为"协和八"投入大量的精力和时间，是源于怎样的动力？

阿月浑子：最开始是兴趣，后来变成了一种习惯，现在更多的是一种责任和使命感吧。看到朋友们留言，说得到了哪些收获，甚至在后台看到大家查询关键词，我都觉得非常欣慰，不管阅读量是几千、几百，只要有人从我们的工作中受益毫厘。我们都有动力做下去！

粉条儿菜：得益于新媒体的反应迅捷，每一个文字推送出去后，总能得到读者们（包括老师和同学们）的肯定和鼓励。都说网络是冷漠的，但是我从这些留言中却总能感受到温情，这是在做"协和八"之前没有想象过的。当你做一件喜欢的事情，又能帮助到一些和你从事类似事情的人，这种感觉是很奇妙的。另一方面，人总有懒惰的时候，有时自己犯懒，看到"协和八"的其他小编们，他们的奇思妙想和似乎不会枯竭的热情，总能让我再振奋起来。

闲闲闲兔：这是一扇门，在推送知识的同时，可以听到五湖四海的心声；这也是一条绳，系起和前辈们的联系，近距离感受师兄师姐以及老前辈们的无限学术和人格魅力。

昨叶何草：喜欢这种纯粹出于情怀和理想做事的感觉。

小二仙草："做一些对大多数人有益的事情"就是动力。

灯盏细辛：热爱分享。

小干脆面：很庆幸还能安心地做一些事。

Q：医生与其他人相比有什么独特的习惯或性格特点？

五色石脂：因为对疾病的了解而对很多人和事物有不一样的关注点，比如看到广场上成群的鸽子，想到的是警惕隐球菌感染；因为常常与疾病和死亡近距离接触而"轻视"自己或身边人的小伤小病，其实不是心肠变硬了，而是职业要求我们理性地评估疾病的轻重缓急；因为经历过很多糟糕的事件而遇事坚强又冷静，但同时又很容易被一些温暖的小细节感动。

灯盏细辛： 严谨、冷静、善良。

长春半夏： 早起和洁癖。

紫花地丁： 对身边的人总是抱有一颗关爱的心，会考虑到周围人的感受。

黑草乌叶： 责任感是最突出的，使命感很强！

昨叶何草： "已识乾坤大，犹怜草木青。"

Q：你希望公众如何理解医生的形象？

粉条儿菜： 医学是自然科学与人文科学交织的，所以医生也是既理性又感性的。然而公众所看到的，要么是门诊里行色匆匆、三言两语说清楚疾病的医生理性的一面，要么是媒体报道中任劳任怨为患者尽心尽力的医生感性的一面，这些刻板的印象，很难让公众对医生、对医患关系有一个准确的认识。这一本书的目的，即试图让读者感受到，临床医护人员对疾病、对医患都是如何思考的。我相信一个更加真实的医护形象，对医患关系的改善是有裨益的。

异叶青兰： 行外之人可能将医生神圣化或者妖魔化，而行内之人也可能自我神圣化或者悲情化。其实，医生不是圣人，医患也不是仇人，医生是和患者并肩共同面对疾病的战友，而医生本身，却是一个普通人，和任何一个有血有肉的人一样，经历温暖的事会微笑，遇到别扭的人会闹心，也要吃饭，也会生病，也有自己的爱好，也有自己的性格。希望将来大家心中，"医生"这个词不是指代一张张冷冰冰的脸谱，而是一群陪你共同面对疾病的、真实的、接地气的普通人。

阿月浑子：医生就是一个普通的职业，不要带着偏见或是思维定式。也不要戴有色眼镜，我们不否认医疗的队伍中有不和谐的个体，但也不用打高光，医生是人，不是神。公平、理性地看待我们就好。

闲闲闲兔：希望将医生看待成平凡的同类、共同努力的战友，没有猜疑和戒备。

Q：临床工作最吸引你的地方是什么？

六月雪叶：患者或家属眼中的信任和嘴角的微笑。

五色石脂：每天都面临着变数和挑战，你永远不知道下一位患者是谁、是什么病，所以你需要不断地学习，学会对更多的疾病进行诊治，学会与不同的人交流沟通。

昨叶何草：自己的绵薄之力，或许可以改变一个家庭的命运，有一种力挽狂澜的成就感，再辛苦的工作也会充满乐趣；同时，能与一群思维敏捷、学识渊博、敬业乐群的同学、师长在一起，总能发现自己的潜力和不足，每一天都可以看到自己的进步。

紫花苜蓿：通过缜密的思维、细致的推理、广泛的涉猎、认真的学习，能够帮助患者，安慰患者，治愈患者。

异叶青兰：如果即将荒芜的生命，能重拾启程的勇气，也许这就是我们做下去的意义。

图书在版编目（CIP）数据

医生 你好：协和八的温暖医学故事 / 协和八编著 . —北京：人民卫生出版社，2016
ISBN 978–7–117–23783–3

Ⅰ. ①医… Ⅱ. ①协… Ⅲ. ①医学－普及读物 Ⅳ. ①R-49

中国版本图书馆 CIP 数据核字（2016）第 310748 号

人卫智网　www.ipmph.com　医学教育、学术、考试、健康，购书智慧智能综合服务平台

人卫官网　www.pmph.com　人卫官方资讯发布平台

医生你好：协和八的温暖医学故事

策划编辑　　周　宁　成丽丽
编　　著　　协和八
出版发行　　人民卫生出版社（中继线 010-59780011）
地　　址　　北京市朝阳区潘家园南里 19 号
邮　　编　　100021
E－mail　　pmph@pmph.com
购书热线　　010-59787592　010-59787584　010-65264830
印　　刷　　北京汇林印务有限公司
经　　销　　新华书店
开　　本　　889×1194　1/32　印张：9
字　　数　　172 千字
版　　次　　2017 年 10 月第 1 版　2024 年 3 月第 1 版第 7 次印刷
标准书号　　ISBN 978-7-117-23783-3/R·23784
定　　价　　42.00 元